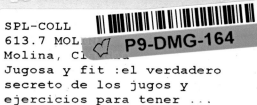

Jugosa y FIT

Jugosa y FIT

El verdadero secreto de los jugos y ejercicios para tener un cuerpazo

CLAUDIA MOLINA

ATRIA ESPAÑOL

Nueva York | Londres | Toronto | Sídney | Nueva Delhi

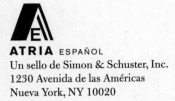

ATRIA ESPAÑOL

Un sello de Simon & Schuster, Inc.
1230 Avenida de las Américas
Nueva York, NY 10020

La información contenida en este libro tiene un propósito educativo y no es para ser usada en diagnosis, prescripción o tratamiento de ningún tipo de trastornos de la salud. Esta información no debe sustituir la consulta con un profesional de la medicina competente. El contenido de este libro está concebido para ser usado como una contribución adicional a un programa terapéutico racional y responsable prescrito por un médico en ejercicio. El autor y la casa editorial no son en modo alguno responsables del uso indebido de este material.

Primera edición en rústica de Atria Español, febrero 2016

ATRIA ESPAÑOL y su colofón son sellos editoriales de Simon & Schuster, Inc.

Para obtener información respecto a descuentos especiales en ventas al por mayor, diríjase a Simon & Schuster Special Sales al 1-866-506-1949 o al siguiente correo electrónico: business@simonandschuster.com.

La Oficina de Oradores (Speakers Bureau) de Simon & Schuster puede presentar autores en cualquiera de sus eventos en vivo. Para obtener más información o para hacer una reservación para un evento, llame al Speakers Bureau de Simon & Schuster: 1-866-248-3049 o visite nuestra página web en www.simonspeakers.com.

Diseño por Esther Paradelo

Impreso en los Estados Unidos de América

10 9 8 7 6 5 4 3 2 1

Datos de catologación de la Biblioteca del Congreso

Molina, Claudia (María Claudia)
 Jugosa y fit : el verdadero secreto de los jugos y ejercicios para tener un cuerpazo/ Claudia Molina.
LCCN 2015045575 (print) | LCCN 2015046330 (ebook)
Physical fitness. | Exercise. | Diet therapy.
 LCC RA781 .M595 2016 (print) | LCC RA781 (ebook) | DDC 613.7—dc23

ISBN 978-1-5011-0491-6
ISBN 978-1-5011-0492-3 (ebook)

A mi adorada muñeca, Lili, por ser mi pilar y mi amiga incondicional en este largo camino, enriqueciendo mi vida con gratas vivencias que atesoro en mi corazón.
Mis logros te los dedico a ti porque sin tu amor y apoyo no hubiera podido hacerlos realidad.

CONTENIDOS

Elogios y testimonios

Fue maravilloso trabajar con Claudia Molina en *Nuestra Belleza Latina* porque ella me ayudó muchísimo a cambiar mi cuerpo durante la competencia.

Antes de ingresar al concurso, mi cuerpo no estaba bien equilibrado ya que mis ejercicios eran muy básicos, consistían en correr, caminar, acompañados de una estricta dieta que mantenía mi cuerpo extremadamente delgado y definido con un aspecto un tanto masculino, como de fisiculturista.

Desde que me puse en las manos de Claudia, en poco tiempo empecé a ver cambios muy positivos en mi figura. Ella diseñó un plan alimenticio especialmente para mí que consistía en comidas variadas y deliciosas a base de elementos naturales y con porciones más abundantes que las otras candidatas. También ajustó las rutinas de ejercicios a mis necesidades, con menos ejercicios aeróbicos y más enfocados en ganar volumen principalmente en las caderas y los glúteos para que mi silueta se viera más proporcionada y femenina.

Gracias a Claudia logré una gran transformación en mi cuerpo, que se notaba en cada paso en mi pasarela, ya que gracias al maravilloso plan que puso en marcha para ayudarme, no solo me ayudó físicamente sino que me devolvió la seguridad en mí misma, que es lo más importante.

—Francisca Lachapel, Nuestra Belleza Latina 2015
y anfitriona en *Despierta América*, Univision

Mi experiencia durante la competencia de *Nuestra Belleza Latina* y el plan alimenticio de Claudia fueron maravillosos.

Tengo que decir que yo venía de un concurso de belleza que había sido mi única experiencia, y en ese mundo pensaba que tenía que morirme de hambre para tener una buena figura. Muchas veces pasaba horas sin comer porque pensaba que así lograría mi objetivo. Cuando conocí a Claudia, esa fue una de las primeras cosas que me impresionó: que no tenía que morirme de hambre, y que comer saludable era también delicioso. Además hay una gran variedad de alimentos saludables y necesarios para nuestro cuerpo, y no tiene que ser aburrido.

Otro punto importante es que la alimentación no es solo para estar delgados; la salud es una parte muy importante en nuestras vidas.

Muchas veces teníamos pocas horas de descanso y la alimentación nos ayudó con eso. Los jugos verdes nos ayudaban a tener la piel, la cara, los ojos y el pelo saludables y lindos, y a vernos bien siempre. Yo pienso que los jugos verdes son también una buena alternativa para las personas a las que no les gusta consumir vegetales, y las recetas de Claudia son deliciosas. Gracias a ella conocí esa parte que es fundamental y hace el proceso más fácil.

El alimento es lo principal, y luego vienen los ejercicios. Hay que admitir que es una parte difícil porque requiere de disciplina y, sobre todo, consistencia. Y tengo que confesar que esa es una de las tantas cosas que admiro de Claudia. Con el cuerpazo que ustedes le ven, aun así entrenaba con nosotras casi, casi como si estuviera compitiendo también. Y eso me enseñó mucho porque no es solo llegar a la meta, lo más difícil es mantenerse y hay que hacerlo como un estilo de vida.

Claudia me enseñó a ver el proceso de una manera más fácil, para realizarlo toda la vida. Ya cuando lo haces, te resulta hasta necesario porque comienzas a ver resultados, te sientes bien contigo misma y por ende te sientes feliz.

—Aleyda Ortiz, Nuestra Belleza Latina 2014

Me encantó la experiencia de trabajar con Claudia Molina porque consiguió un gran cambio en mi cuerpo con su plan alimenticio natural, sus jugos verdes y variadas rutinas de ejercicio que, la verdad, eran muy intensas para mí. Lo primero que hizo fue analizar mi cuerpo, y me recomendó balancear mi figura porque tenía muy delgada la parte de arriba y muy voluptuosa la parte de las caderas y los muslos, muy común en nosotras las latinas.

Confieso que no fue un proceso fácil porque a mí me encantaban los dulces y no estaba acostumbrada a practicar ejercicios diferentes a caminar o bailar. Pero con los menús tan variados y deliciosos que elaboró para nosotras, sus rutinas moldeadoras y su motivación y gran inspiración, hizo que poco a poco mi cuerpo fuera logrando una mejor proporción y se tornara más tonificado y firme. Fue un placer conocer a Claudia porque gracias a ella me fui habituando a este nuevo estilo de vida saludable que he conservado después del concurso de *Nuestra Belleza Latina* y que me ha permitido alcanzar un sueño que tenía desde niña: convertirme en la reina de mi hermoso país, República Dominicana.

—Clarissa Molina, finalista de *Nuestra Belleza Latina* (2015) y Miss República Dominicana 2015

Los resultados que obtuve con Claudia Molina fueron muy notorios y, a simple vista, logré reducir las medidas de mi cintura y mi abdomen se pudo definir, algo que no habría pensado nunca lograr. En mi caso personal, fue muy satisfactorio ver cómo domingo a domingo en cada gala de *Nuestra Belleza Latina* me iba superando en todos los aspectos y mi cuerpo se encontraba cada vez en mejor forma.

Bajé mi porcentaje de grasa drásticamente, mis piernas se montaban una con la otra, y yo siempre tuve la impresión de que si bajaba de peso bajaría de talla y de medidas, hasta que descubrí que mi porcentaje de grasa bajó mucho y mi peso casi se mantuvo, solo que este ahora era de músculo y no de grasa.

Durante y después de la competencia, comer saludable se convirtió en un hábito, la comida que antes veía como muy aburrida y con mal sabor, ahora la disfruto. Continúo tomando jugos de frutas y vegetales porque me ayudan a limpiar el organismo y a tener una mejor digestión. Mis favoritos son los jugos verdes.

También pensaba que lo que comíamos no se reflejaba instantáneamente en nuestra piel y pelo pero realmente una correcta nutrición funciona. Notarás tu pelo más brillante y fuerte; a mí se me caía mucho y la piel la tenía muy reseca, pero el cambio fue visible a simple vista.

Siguiendo con disciplina el plan alimenticio y los entrenamientos de Claudia, pasé de ser la "grasosa del grupo" a ser el "ejemplo de perseverancia del concurso".

La clave para transformar mi cuerpo no fue el cambio de una sola cosa, fue el cambio de estilo de vida, que comenzó desde comer cada tres horas y aprender a saber lo que me nutría y necesitaba mi cuerpo, hasta la constancia en los entrenamientos y aprender a ejecutar bien los ejercicios. Todo eso lo hice posible con mi esfuerzo y dedicación, pero ante todo lo logré gracias a todas las herramientas que Claudia Molina me ayudó a implementar en mi vida.

—Aly Villegas, finalista de *Nuestra Belleza Latina* (2014)

Mujeres como Claudia son fuente de inspiración. ¡Gracias a su tenacidad, disciplina y conocimiento se ha ganado la confianza de las mujeres! Claudia nos inspira a no conformarnos y a descubrir la fuerza que todas llevamos dentro. ¡Felicidades mi Clau! ¡Que sea el principio de muchos éxitos!

—Karla Martínez, anfitriona en *Despierta América*, Univision

Hace cuatro años que llegué a *Despierta América* y conocí a Claudia Molina. Desde ese momento he tenido la oportunidad de trabajar a su lado y darme cuenta de que su vocación la apasiona, y el ver su cara de satisfacción cuando alguno de sus clientes cumple sus metas en cuanto al físico y nutrición se refiere, vale un millón de pesos. Aparte de que el que ve su físico se da cuenta inmediatamente de que sabe lo que hace.

—Johnny Lozada, anfitrión en *Despierta América*, Univision

Introducción a la jugoterapia o *juicing*

En los últimos años, extraer el jugo de las frutas y de los vegetales, mejor conocido como *juicing* en los Estados Unidos, se ha convertido en una práctica popular entre los entusiastas de un estilo de vida saludable, aunque también ha logrado cautivar la atención del público en general, que ha sentido la necesidad de hacer cambios en sus hábitos alimenticios, preocupados por su salud y bienestar.

Juicing viene de la palabra *juice*, que en español significa "jugo", y simplemente consiste en hacer jugos de frutas y vegetales crudos para incorporarlos en la alimentación diaria y así obtener un efecto determinado en la salud.

En mi caso, llevo practicando la jugoterapia desde mi adolescencia como un método saludable y delicioso para obtener los beneficios de los poderosos nutrientes de los vegetales y de las frutas, y como una alternativa ideal para hidratarme sin necesidad de acudir a saborizantes ni endulzantes artificiales. Al mismo tiempo, ha sido una forma preventiva de cuidar mi salud, resaltar mi belleza y de preservar mi juventud. Es por este amor por lo natural que siempre he tenido como emblema de vida una frase muy significativa que encierra mis principios y que sintetiza la esencia del mensaje que quiero transmitirte: "El secreto de tu salud y de tu belleza está en la naturaleza".

Cuando llegué a la adolescencia empecé a tener ciertas inseguridades porque era demasiado delgada, incluso parecía mucho menor que mis compañeras de colegio y eso en cierta forma me hacía sentir inconforme con mi cuerpo y apariencia. Esta precisamente fue mi mayor motivación y el motor que me impulsó a querer cambiar mi cuerpo, pero sin transgredir ni afectar mi salud. Por eso comencé de manera espontánea a leer diversos libros de nutrición, para aprender a encaminar bien mi alimentación hacia mi meta de ganar masa muscular y embarnecer mi cuerpo; también compré varios DVDs e instrumentos de ejercicio para usarlos en casa y así ir adquiriendo destreza, fuerza y resistencia antes de ingresar a un gimnasio. Y como complemento, empecé a poner en práctica los consejos y trucos de mi abuela, de mi madre y de mis tías, que siempre han basado sus tratamientos de belleza en productos netamente naturales.

Al ingresar a la universidad había obtenido muy buenos resultados, pero yo deseaba seguir progresando y decidí llevar mi proyecto de salud a un nivel avanzado, por eso inicié mis estudios de Comunicación Social y Periodismo siguiendo un plan alimenticio saludable y balanceado, estructurado especialmente para mí por una excelente nutricionista quien me dio la guía nutricional para alcanzar mis metas y continuar progresando. Al mismo tiempo acudí a un especialista en medicina deportiva que me realizó una serie de pruebas para determinar mi nivel físico y me dio las directrices para potenciarlo. También continúe mi preparación con la asesoría de un experto en entrenamiento físico que me realizó un plan completo con miras a ayudarme a conseguir mi meta de alcanzar un cuerpo atlético, tonificado y femenino.

Realizar un plan con la orientación de profesionales reconocidos en el tema, pero ante todo con una gran vocación y espíritu de ayuda, fue lo que me cautivó y despertó en mí el amor y el deseo de estudiar estas disciplinas para ampliar mis conocimientos y posteriormente ejercerlas profesionalmente. Ahora, después de varios años de práctica, me doy cuenta de que no pude haber hecho una mejor elección porque he podido conservar mi salud y vitalidad manteniendo mi estilo de vida saludable, y tambien he tenido la oportunidad de vivirlo en mi práctica diaria, en la que satisfactoriamente he conseguido extraordinarios cambios de estilos de vida y grandiosas transformaciones.

Gracias a mi título de comunicadora social y periodista también he tenido la fortuna de desempeñarme por muchos años en diferentes programas de radio y televisión de la cadena Univision de los Estados Unidos. Uno de ellos es *Despierta América*, revista matutina enfocada a la familia en la que he podido entrelazar la televisión, la nutrición y el ejercicio para ayudar al público hispano a mejorar sus hábitos alimenticios y a tener una vida más activa. De igual manera, he tenido la oportunidad de pertenecer por siete años al show *Nuestra Belleza Latina* de la misma cadena, como nutricionista y experta en entrenamiento físico, para orientar a las concursantes sobre cómo deben alimentarse y ejercitarse para mantener un peso saludable y una silueta armónica digna de una representante de la belleza latina. Estos importantes programas y las diferentes redes sociales han sido mi ventana al mundo para transmitir mis consejos a millones de hogares dándome la oportunidad de ayudar a la comunidad a mejorar su salud y disfrutar de una mejor calidad de vida.

Mi deseo de alcanzar a más personas y expandir hábitos de vida saludables me llevó a crear esta minuciosa recopilación con las diferentes combinaciones de jugos, licuados y batidos que a mí me han dado excelentes resultados. En esta variada lista podrás encontrar el beneficio que cada uno de ellos ofrece para tu salud, con su respectiva forma de preparación para que te sirva como una guía alimenticia que puedes consultar a cualquier hora. De esta forma podrás desintoxicar tu cuerpo, bajar de peso y por fin podrás lograr ese abdomen plano que tanto añoras y esa cintura de reloj de arena con la que siempre has soñado.

Cuando bebes jugos naturales, todos los nutrientes están ahí, vivos, listos para ser absorbidos. Tu cuerpo no tiene que luchar para extraerlos o descomponerlos; es como si el extractor de jugos te ahorrara el trabajo y realizara la labor del tracto digestivo; de esta manera tu organismo tiene que enfocarse únicamente en asimilar y absorber los nutrientes puros y llenos de vida.

La salud es como un matrimonio en el que los dos cónyuges tienen la misma importancia. Mirándolo de esta forma, uno de ellos equivale a la alimentación natural, saludable y balanceada que debes seguir, mientras que su media naranja no podría ser otra que una efectiva y variada rutina de ejercicios. Por eso en este libro también quise incluir un entrenamiento infalible con movimientos aeróbicos que eliminarán tu grasa abdominal y ejercicios de resistencia que te ayudarán a reducir medidas y a disfrutar de un abdomen plano y firme.

¿CÓMO PUEDEN BENEFICIAR TU SALUD LOS JUGOS?

Es asombroso cómo los jugos, licuados y batidos pueden enriquecer tu régimen alimenticio por las múltiples propiedades que tienen y los grandes beneficios que ofrecen para tu salud. Estoy convencida de que nada puede sustituir ni superar lo que la naturaleza te brinda. Es por esto que te recomiendo con gran entusiasmo el consumo habitual de jugos naturales, porque tu salud comienza en el interior y se manifiesta en el exterior.

La Organización Mundial de la Salud (OMS) recomienda un consumo mínimo de cinco porciones de frutas y verduras al día para prevenir enfermedades crónicas como el cáncer, la diabetes, la obesidad y afecciones del corazón. Se ha comprobado científicamente que a mayor consumo de frutas, verduras y hortalizas, mayor será su efecto protector en tu organismo.

Estos son los principales beneficios que ofrecen los jugos:

AYUDAN A ALCANZAR LA CUOTA DIARIA RECOMENDADA DE FRUTAS Y VEGETALES

Por el rápido ritmo de vida que seguramente tienes, es muy factible que te quedes corto en la ingesta diaria de frutas y verduras; pero tomando diferentes combinaciones de jugos con regularidad puedes cumplir con dicha cuota y garantizar la obtención de vitaminas, minerales, antioxidantes, fibra, agua y flavonoides que tu cuerpo necesita.

SON HIDRATANTES POR EXCELENCIA

El agua es un elemento esencial para el correcto funcionamiento de tu organismo, pero la gran mayoría de las personas no le dan la suficiente importancia a una adecuada hidratación.

El agua es el componente más abundante de las frutas y de los vegetales; por esta razón, incluir jugos en tu alimentación, además del agua que debes consumir diariamente, te garantiza una ingesta correcta de líquidos y por lo tanto una constante eliminación de toxinas y residuos a través de la orina, el sudor y la respiración.

PERMITEN INCORPORAR UN ARCO IRIS DE ALIMENTOS

Un gran beneficio de los jugos es que te permiten ampliar el consumo de frutas, vegetales y hortalizas; además te dan la posibilidad de consumir diferentes alimentos en un mismo jugo y obtener las valiosas propiedades características de cada color.

Es normal que no te gusten algunos vegetales o que no consumas ciertas frutas porque no las conoces, pero si los mezclas en un jugo con alimentos de tu predilección, sus sabores se mezclarán sin que los sientas y de esta manera no tienes que privarte de sus propiedades y beneficios.

OXIGENAN LA SANGRE Y DESINTOXICAN TU CUERPO POR SU APORTE DE CLOROFILA

Beber jugos verdes incrementa la ingesta de clorofila, el pigmento responsable de dar el color verde a las plantas al que se le atribuyen infinidad de propiedades beneficiosas para la salud. La clorofila o "sangre verde", como ha sido denominada, es un privilegio de la naturaleza y todas las propiedades que ofrece están a tu alcance mucho más cerca y fácil de lo que piensas.

Consumir clorofila con regularidad contribuye a oxigenar la sangre y a aumentar su producción, así se beneficiarán tus células y en especial tu corazón.

La clorofila te ayuda a desintoxicar el organismo, ya que favorece la eliminación de metales pesados en las células, limpia el colon e incrementa la flora bacteriana intestinal, mejorando el funcionamiento de tu sistema digestivo en general. Otro gran aporte de la clorofila es su incidencia en la reducción del colesterol malo (LDL, por sus siglas en inglés).

La clorofila además tiene la cualidad de fortalecer tu sistema inmunológico debido a su capacidad de alcalinizar la sangre, generando un ambiente equilibrado y poco propicio para el desarrollo de bacterias. También tiene un alto contenido de vitaminas A, E y C que le otorgan potentes propiedades antioxidantes y anticancerígenas.

PROMUEVEN LA FÁCIL ABSORCIÓN DE LOS NUTRIENTES

Los jugos de frutas, verduras y hortalizas contienen sustancias nutritivas concentradas que le proporcionan a tu cuerpo las vitaminas, minerales y antioxidantes esenciales naturales de total asimilación. Tu cuerpo absorbe el 95% de los nutrientes que consumes en los jugos, y puedes usar la energía proveniente de ellos tan pronto son digeridos. Cuando bebes sus nutrientes en vez de comerlos, tu cuerpo gasta menos tiempo en la digestión y los azúcares simples que contienen (fructosa) te brindan energía y satisfacción al instante.

AYUDAN A PERDER PESO, QUEMAR GRASA ABDOMINAL Y CONSEGUIR UNA CINTURA DE AVISPA

La única forma de bajar de peso saludablemente y a largo plazo es quemando más kilocalorías de las que ingieres. Esto, en la vida práctica, significa que debes disminuir el consumo de kilocalorías diarias y aumentar tu actividad física para acelerar la quema de grasa acumulada y bajar esas libras de más que te están ocasionando el sobrepeso. Un punto muy importante que debes tener en cuenta es que el organismo, para deshacerse de una libra de grasa, necesita tener un déficit de 3.500 kilocalorías; por ejemplo, si a partir del lunes dejas de ingerir 500 kilocalorías por día, al final de los 7 días de la semana habrás experimentado un ahorro de 3.500 kilocalorías, que se reflejarán en una libra menos de peso; pero si durante esa semana también realizas actividad física constante, es muy probable que el número de libras perdidas sea mucho mayor. Por eso es muy importante que realices un plan alimenticio saludable y balanceado simultáneamente con un plan de ejercicios que destruya la grasa que has venido acumulando.

Quiero aclararte que en el lenguaje común es muy frecuente que se utilicen los términos kilocaloría y caloría como si fueran lo mismo, pero no lo son. La medida oficial para calcular la energía que aportan los alimentos al cuerpo son las kilocalorías, por lo tanto así me referiré a ellas en todo el libro.

Los jugos te ayudan a bajar de peso saludablemente y sin pasar hambre gracias al alto contenido de agua y de fibra que suministran, al bajo contenido calórico de los vegetales, a su escaso contenido de grasa y a su aporte de carbohidratos de fácil y rápida absorción que son utilizados por tu cuerpo como energía inmediata. Es precisamente por este último factor que te recomiendo moderar el consumo de jugos con frutas en las horas finales de la tarde y en la noche, que es cuando disminuyes tu actividad o te dispones a descansar. Esto es a excepción de los días de mi plan de desintoxicación, durante los cuales sí vas a poder consumir jugos y licuados con frutas a esas horas del día porque tu ingesta de kilocalorías va a ser muy reducida y necesitas de sus propiedades para lograr una correcta depuración.

AUMENTAN EL CONSUMO DE VITAMINA C

El consumo de vitamina C proveniente de diversas fuentes de frutas y vegetales favorece la quema de grasa por su activa participación en la oxidación de los lípidos y en su eliminación. Esto no solo lo he podido comprobar a través de mi práctica profesional, sino que también ha sido avalado por estudios científicos del Departamento de Nutrición de la Universidad de Arizona y de la Universidad de Colorado que arrojaron datos muy precisos que confirman la propiedad de esta vitamina para estimular la capacidad de quemar grasa del organismo, y su gran poder antioxidante, que ayuda a transformar el exceso de kilocalorías en energía en lugar de almacenarlo como grasa en ciertas zonas del cuerpo. El consumo recomendado diario de vitamina C es de 90 mg para hombres y 75 mg para mujeres, de acuerdo con la Academia Nacional de Ciencias de los Estados Unidos.

CONOCE LOS PRINCIPALES ÓRGANOS ENCARGADOS DE DESINTOXICAR TU ORGANISMO

Hoy en día tu organismo se encuentra altamente contaminado por los pesticidas y fertilizantes utilizados en la agricultura, por factores medioambientales, por el consumo de alimentos manipulados, por el tabaco, por el pescado o mariscos de mares contaminados y por otros factores que diariamente llenan tu cuerpo de residuos muy difíciles de eliminar. Un exceso de estos agota y debilita tus órganos, haciendo que decaiga tu rendimiento y afectando seriamente tu salud.

Tu cuerpo depende en gran parte de los órganos excretores, que son los encargados de eliminar las sustancias tóxicas y los contaminantes que pueden ser nocivos o que pueden interferir en su correcto funcionamiento. Los cinco órganos principales que realizan esta función son: el hígado, la piel, los riñones, los pulmones y los intestinos.

EL HÍGADO

El hígado es el defensor o el guardián de tu organismo. Es uno de los órganos más importantes del cuerpo humano porque participa en múltiples funciones vitales, entre las que se destacan su actividad metabólica y su función desintoxicante. Todo lo que comes y bebes se filtra a través del hígado, y después este se encarga de distribuirlo al resto del cuerpo. Si el hígado funciona correctamente tendrás la capacidad de filtrar todo lo que ingieres, como alimentos, medicamentos, alcohol, etc., eliminando todas las toxinas de la sangre para evitar que el resto de tu cuerpo se vea afectado. Por el contrario, si tu hígado no está sano y no puede desempeñar sus funciones a cabalidad, puede presentarse una reacción en cadena por el fallo de otros órganos.

El hígado filtra permanentemente el 13% del total de la sangre para descomponer sus nutrientes y convertirlos en unidades de fácil absorción por el resto del cuerpo. Las sustancias nocivas que elimina el hígado se expulsan a través del intestino y de los riñones.

LA PIEL

La piel es el órgano más grande del cuerpo humano e interviene en la secreción de sustancias tóxicas a través de la transpiración o el sudor. Participa en múltiples funciones, aunque en este caso te voy a mencionar principalmente aquellas enfocadas en su papel como órgano excretor.

La piel impide la entrada de microorganismos y evita el contacto directo de los órganos internos y tejidos con químicos y otros objetos; es una barrera protectora contra agentes externos.

La piel desempeña un importante papel en la eliminación de desechos metabólicos compuestos principalmente por agua, sales y urea a través del sudor. También actúa como regulador térmico, ya que a través de las glándulas sudoríparas y de los capilares de la piel, regula y controla la temperatura corporal a través de la transpiración y evaporización del sudor.

LOS RIÑONES

Los riñones y el aparato urinario funcionan como filtros encargados de eliminar y limpiar las impurezas y residuos de la sangre. El cuerpo absorbe los nutrientes de los alimentos y envía los desechos a la sangre. Es en ese momento cuando los riñones sacan su espada protectora, eliminando dichos desechos a través de la orina.

Cuando no funcionan correctamente, los riñones no pueden retirar los desechos de la sangre adecuadamente, lo que puede originar una intoxicación por exceso de urea y sustancias tóxicas producidas por el propio metabolismo o por la ingesta de medicamentos, drogas o toxinas presentes en los alimentos.

Pero ahí no se limitan las funciones de los riñones, ya que también regulan la presión y el volumen del líquido corporal, reteniendo o eliminando el exceso de agua de tu organismo.

LOS PULMONES

El sistema respiratorio se encarga de filtrar los elementos y organismos que entran al cuerpo a través de la nariz, que es por donde ingresa principalmente el aire al aparato respiratorio. Las tres funciones fundamentales de la nariz son las de calentar, humedecer y filtrar el aire para eliminar partículas extrañas potencialmente perjudiciales.

La función principal de los pulmones es proporcionar oxígeno para tener energía y eliminar dióxido de carbono, considerado un producto de desecho del organismo.

LOS INTESTINOS

Cada uno cumple una función específica y muy importante para el correcto funcionamiento del aparato digestivo.

El intestino delgado

El intestino delgado es el encargado de asimilar y absorber los nutrientes. El alimento que ha recibido una primera transformación en el estómago y que no ha sido absorbido pasa al intestino delgado, al cual llega como una masa que será nuevamente procesada para transformar los hidratos de carbono en monosacáridos, las proteínas en aminoácidos y las grasas en ácidos grasos. Una vez que finaliza este proceso de asimilación, los alimentos son absorbidos por las vellosidades de las paredes del intestino delgado, las cuales están llenas de vasos capilares que a través del torrente sanguíneo transportan los nutrientes a todas las células del cuerpo.

El intestino grueso

El intestino grueso cumple funciones muy importantes, como la de promover la síntesis de ciertas vitaminas, regular su equilibrio hídrico y almacenar la materia de desecho hasta cumplir con la parte final del proceso digestivo, que consiste en la expulsión definitiva de los desechos.

Mi plan de desintoxicación de tres días

Mi plan de desintoxicación te ayudará a limpiar tu organismo y a desechar todas aquellas sustancias tóxicas que te pueden estar ocasionando malestares y padecimientos. Pero esa no es la única finalidad, porque al terminar este período de purificación estoy segura de que vas a bajar de peso, así que te invito a que lo utilices como un impulso para continuar tu proceso hacia una vida más sana en la que puedas disfrutar de una figura envidiable y con los abdominales perfectos. Sé que con disciplina y con mi ayuda lo podrás lograr.

Antes de iniciar mi plan de desintoxicación de tres días, es muy importante o más bien indispensable, que realices una etapa de preparación para que la metamorfosis entre tu habitual estilo de alimentación y mi plan de desintoxicación no sea demasiado brusca para tu organismo, y el proceso depurativo se realice de manera gradual y progresiva. Además, también te servirá para que te prepares mentalmente, eduques tu apetito y comiences a sentir simpatía por este nuevo estilo de alimentación.

MÉTODO DE PREPARACIÓN ANTES DE INICIAR MI PLAN DE DESINTOXICACIÓN

Diariamente tu cuerpo está expuesto a una gran cantidad de toxinas que provienen de diferentes ámbitos y que seguramente desconoces. Para realizar una correcta preparación es fundamental que conozcas todos aquellos alimentos y agentes que de una u otra manera están contribuyendo a que tu organismo se intoxique continuamente y no funcione de la manera adecuada. Otro aspecto importante que debes tener en cuenta es que tu organismo utiliza mucha energía para expulsar las toxinas y por este motivo extrae recursos de otros lugares para luchar contra ellas. Esta constante disminución de energía por la avalancha de sustancias tóxicas que incorporas a tu cuerpo diariamente debilita tu sistema inmunológico, dejándote vulnerable a múltiples enfermedades.

Por eso a continuación enumero algunos de los agentes externos más perjudiciales para que te protejas por todos los frentes. En este libro te doy las armas para que tomes las medidas a nivel alimenticio y de actividad física, pero para que haya una completa desintoxicación es fundamental que prestes atención a todos los agentes y aprendas a manejar los que estén a tu alcance.

MEDIOS DE INTOXICACIÓN

Por alimentos

Azúcar y harinas refinadas
Hormonas y antibióticos
Pesticidas
Alimentos genéticamente
    alterados

Glutamato monosódico (GMS)
Aceites hidrogenados
Comida rápida
Alimentos empaquetados,
    enlatados o procesados

Por bebidas

Leche pasteurizada
Refrescos
Sodas

Endulzantes artificiales
Jugos concentrados
Alcohol

Por medicamentos

Aluminio
Mercurio
Quimioterapia
Químicos sintéticos

Rellenos
Pegamentos
Colorantes artificiales
Hormonas sintéticas

Por factores ambientales

Aire y agua

Humo

Ácaros del polvo

Residuos del pelo de los animales

Moho

Ambientadores

Suministros de limpieza

Fibras de alfombras

Residuos químicos

Parásitos

Fluoruro

Cloro

Por metales tóxicos

Batería de cocina

Desodorantes

Pasta de dientes

Cosméticos

Latas de aluminio

Pescado químicamente intoxicado

Rellenos dentales de mercurio

Pinturas para la casa y los autos

Por ansiedad, estrés y factores emocionales

Depresión

Miedos

Temor

Soledad

Estrés

Tristeza

Por microbios

Bacterias

Levaduras

Hongos

Lombrices

Amibas

Virus que se alimentan
del organismo

Por radiación

Microondas

Rayos X

Alimentos irradiados

Cables de electricidad

Teléfonos celulares

Computadoras

Electrodomésticos

Luz fluorescente

Secadoras de cabello

Tu organismo solo puede expulsar una parte de las toxinas, así que todas las que se van acumulando generan un desequilibrio que puede causar estragos en tu salud.

Si tienes una sobrecarga de toxinas, estos son algunos síntomas que se pueden presentar:

Dolores de cabeza
Alteración del sueño e insomnio
Irritabilidad, ansiedad o apatía
Falta de concentración y de memoria
Eczemas y resequedad en la piel
Contracturas musculares
Problemas digestivos e inflamación abdominal
Estreñimiento
Retención de líquidos y celulitis
Cansancio injustificado y falta de energía
Mayor propensión a alergias e intolerancias alimenticias
Alteraciones del cabello y de las uñas
Sobrepeso y dificultad para bajarlo

Si estás padeciendo de algunos de estos síntomas es de vital importancia que le des una manito a tu salud con mi plan de desintoxicación a base de jugos de frutas y vegetales para que todos los sistemas y órganos de tu cuerpo se revitalicen y vuelvan a funcionar eficientemente. Por supuesto, mi recomendación principal es que lo consultes con tu médico antes de iniciarlo. Ahora bien, si no tienes ninguno de estos síntomas, considérate un privilegiado porque mi plan de desintoxicación puede ayudarte a potenciar todas las funciones de tu cuerpo, y le darás un impulso gigante a tu sistema inmunológico para que te sientas más fuerte, vigoroso y con energía.

Para que la desintoxicación funcione eficientemente debes hacer ciertos cambios antes de su inicio; entre ellos alejarte poco a poco de tus malos hábitos para hacer una transición más suave de tus prácticas rutinarias a mi plan, que solo permite jugos de frutas y vegetales. Por ello te recomiendo que una o dos semanas antes de comenzarlo, y durante los tres días del plan, disminuyas o elimines completamente de tu rutina diaria:

El alcohol

La cafeína

El hábito de fumar

La ingesta de medicamentos no recetados

El uso de drogas

Ten en cuenta que estos hábitos no los debes reincorporar a tu vida al finalizar el plan de tres días, sino que los debes moderar al máximo o erradicar en la medida de lo posible si de verdad quieres utilizar esta ayuda como un impulso para encaminarte hacia un estilo de vida más saludable. Además, como también te va a ayudar a bajar algunas libras de peso y a tener más energía que nunca, te sentirás fuerte y motivado para continuar enfocado en tu meta de lograr ese abdomen plano y firme que tanto anhelas. Pero este no es el único cambio que debes hacer, también es necesario que tengas en cuenta los siguientes aspectos:

EVITA LA COMIDA RÁPIDA O COMIDA CHATARRA

La comida chatarra o comida basura fue calificada así en 1972 por Michael Jacobson, Director Ejecutivo del Centro de Ciencias de Interés Público de los Estados Unidos. Se ganó este calificativo por su bajo contenido nutricional, por contener altos niveles de grasas saturadas e hidrogenadas, sal, condimentos, azúcares, colesterol, colorantes y aditivos alimenticios como el glutamato monosódico, muy utilizado en la industria alimenticia para potenciar los sabores. Este tipo de alimentación es todo lo opuesto a una alimentación saludable, la cual debe proporcionarte fibra, proteínas, carbohidratos, vitaminas, minerales y antioxidantes. Si eres un consumidor habitual de este tipo de productos, te doy una advertencia que esta comida causa adicción porque es normal que tu cuerpo se acostumbre a comer azúcar, sal, grasa y sodas en exceso, por ello es muy factible que presentes acumulación de toxinas aunque actualmente no manifiestes ningún malestar o síntoma de los que mencioné anteriormente.

Queda claro que, al ser una comida que no te aporta nutrientes, la comida rápida solo puede causar trastornos en tu salud. Consumida en exceso, puede causar osteoporosis, diabetes, desnutrición, enfermedades digestivas y renales, hipertensión arterial, cáncer, hipercolesterolemia, gota, sobrecarga de toxinas, celulitis, sobrepeso y obesidad, entre muchos otros padecimientos. Y precisamente hablando de sobrepeso y obesidad, es muy importante que conozcas la siguiente información: El menú de una tienda de comida rápida compuesto por una hamburguesa, papas fritas y una soda equivale a más del 50% de las kilocalorías diarias necesarias.

Al ser productos alimenticios tan nocivos para tu salud y enemigos de tu estética corporal, también deben ser eliminados de tu dieta dos semanas antes de empezar y durante el plan de desintoxicación de tres días. Cabe anotar que sus efectos negativos en tu organismo están al nivel del alcohol, los cigarrillos y las drogas, por lo que debes pensarlo muy bien antes de ingerir uno de estos alimentos. Siempre he aconsejado eliminar la comida chatarra de la dieta, pero como soy consciente de que hay muchas personas que la consideran una de sus favoritas, te recomiendo limitar su consumo a una sola comida a la semana después de finalizar el proceso de depuración.

REDUCE EL CONSUMO DE GLUTEN

El gluten es una proteína que se encuentra presente en diferentes alimentos como el trigo, el centeno y la cebada, y es el ingrediente que le da elasticidad a las masas en productos de panadería y repostería, pero también se usa en alimentos que ni te imaginas: salsa de soja, cubos concentrados para sopas, cerveza, embutidos y chocolates, entre otros. Hoy en día es extremadamente difícil seguir una dieta 100% libre de gluten porque está presente en casi todo lo que comes, y es precisamente por ello que es muy probable que estés consumiendo gluten en exceso. Por eso mi recomendación es que disminuyas su consumo y en su lugar empieces a ingerir cereales como el trigo sarraceno, el mijo, la quinoa, el amaranto y el maíz, que no contienen gluten.

También es importante destacar que la industria alimenticia le está dando cada vez más importancia a los productos libres de gluten dada la proliferación de personas con alergias o intolerancias a esta proteína, facilitándote de esta manera el consumo de alimentos como pan, galletas, avena, pasta e incluso vitaminas o medicamentos sin gluten.

El trigo que consumes hoy en día es procesado, hibridado y manipulado genéticamente, hasta el extremo de que tu organismo no lo reconoce como un alimento real, es decir, se ha convertido en un alimento tóxico. Desafortunadamente, el estilo de vida actual y el proceso de industrialización de los productos alimenticios han provocado un consumo exagerado de alimentos con un alto contenido de harina de trigo, lo que ha originado una sobrecarga de gluten en la sociedad. Por eso cada vez es más frecuente encontrar personas con enfermedad celíaca o con intolerancia al gluten.

El gluten, al entrar en contacto con los intestinos, se adhiere a sus paredes e interfiere en el metabolismo y absorción de los nutrientes, ocasionando una inflamación generalizada del cuerpo, exceso de mucosidad y acidificación del pH interno, entre muchos otros síntomas.

Como mi plan no incluye pan, pastas, galletas, avena, arroz, etc., te recomiendo disminuir el consumo de estos productos una o dos semanas antes de iniciarlo.

Al finalizar los tres días puedes incorporar paulatinamente estos alimentos a tu dieta diaria, pero te recomiendo que optes cada vez más por alimentos sin gluten. Esta recomendación es para todos, incluso para las personas que no tienen alergia ni intolerancia a esta proteína.

ENDULZA LA VIDA CON STEVIA EN VEZ DE AZÚCAR

La Stevia y el azúcar provienen de fuentes naturales. La Stevia procede de las hojas de la planta Stevia rebaudiana, un arbusto nativo de Suramérica que endulza 100 veces más que el azúcar, el cual proviene de la caña de azúcar.

La Stevia fue aprobada por la Administración de Drogas y Alimentos (FDA, por sus siglas en inglés) en el 2008 y se le dio el status de "generalmente reconocido como seguro", lo cual la ha hecho cada vez más popular entre las personas que cuidan su salud o que desean mantener un peso saludable y con bajos porcentajes de grasa.

En la actualidad la opción más saludable que encontramos en el mercado para endulzar los alimentos es la Stevia. Por lo tanto, te recomiendo utilizarla moderadamente antes y después del plan de desintoxicación como la alternativa ideal para continuar el proceso hacia una vida más saludable; y, por supuesto, te recomiendo reducir el consumo de azúcar al mínimo si de verdad quieres que tu cuerpo se purifique y comience a trabajar como cuando eras joven. La puedes conseguir en tiendas de productos orgánicos y naturales, ya sea en líquido o en polvo; pero te sugiero consumirla en su forma líquida porque es más pura, tiene cero kilocalorías y solo necesitas unas cuantas gotas para endulzar una comida. Sin embargo, no te aconsejo usar Stevia, ni ningún otro endulzante, en los jugos del plan de desintoxicación.

Si hablamos del azúcar refinado, este te aporta una gran cantidad de kilocalorías, pero ningún nutriente; es alto en hidratos de carbono, no tiene vitaminas, no tiene fibra, no tiene proteínas, no tiene grasas y no tiene minerales; dicho en otras palabras, es una gran fuente de kilocalorías vacías.

El consumo de azúcar está directamente relacionado con trastornos y enfermedades crónicas como la diabetes, la obesidad y problemas cardiovasculares, hepáticos y renales. Por otra parte, el azúcar es uno de los principales causantes de la acumulación de grasa en zonas localizadas, del sobrepeso y de la obesidad, además de ser un factor decisivo en la aparición, aumento y propagación de la celulitis en diferentes zonas del cuerpo, como los brazos, la espalda, las piernas, los glúteos, la cintura y, por supuesto, el abdomen.

También se la vincula con trastornos psicológicos como la depresión, la angustia y la adicción, y, como si fuera poco, consumirla en exceso puede ocasionar un déficit de las vitaminas del complejo B, ya que el cuerpo tiene que agotarlas para metabolizar el azúcar, y esto puede ocasionar trastornos del sistema nervioso.

MODERA EL CONSUMO DE PROTEÍNAS DE ORIGEN ANIMAL Y COMBÍNALAS CON PROTEÍNAS DE ORIGEN VEGETAL

Los alimentos de origen animal juegan un rol fundamental en la elevada presencia de hormonas sintéticas, antibióticos y metales pesados en tu organismo debido a las prácticas de producción a gran escala; esto lo debes mantener presente para que seas muy cuidadoso en la selección de las carnes, huevos, lácteos, pescados, pollo y demás productos de dicha procedencia.

Pero además de dichas sustancias, debes saber que la proteína animal en sí misma es un factor de intoxicación porque tu organismo no puede utilizarla directamente, sino que debe pasar un proceso de desdoblamiento en aminoácidos que genera numerosos desechos tóxicos, como el ácido úrico o el amoníaco.

Por su parte, los alimentos vegetales como las semillas, las legumbres (frijoles, garbanzos, lentejas, judías), los cereales (avena, arroz integral, trigo sarraceno, harina integral, mijo, quinoa), las algas marinas, las frutas y las hortalizas, te aportan aminoácidos libres que el cuerpo puede convertir fácilmente en proteínas, sin generar tantas sustancias tóxicas. Así que si consumes vegetales variados y bien combinados, evitarás carencias proteínicas y reducirás tu grado de intoxicación.

Si buscas limpiar tu organismo, es más que necesario evitar las proteínas de origen animal y sus derivados desde la semana anterior al inicio de mi plan de desintoxicación, principalmente las carnes rojas y las blancas preparadas con salsas y grasas. En su lugar te recomiendo consumir con moderación proteínas de origen vegetal. A continuación te doy algunas combinaciones que debes hacer de proteínas vegetales para que, al sumar los aminoácidos que cada una contiene, se conviertan en proteínas completas como las de origen animal, que contienen todos los aminoácidos esenciales:

Frijoles con arroz

Lentejas con quinoa

Galletas integrales con mantequilla de maní

Frutos secos con soja

Tofu con semillas de sésamo

Hummus con pan pita integral

Recuerda que durante este tiempo solo vas a consumir jugos de frutas y vegetales, así que mientras menos proteínas animales consumas la semana previa, tu desintoxicación será más profunda y podrás controlar y aguantar con mayor facilidad los tres días completos, ya que tu organismo no sentirá tanta ansiedad por este tipo de alimentos. Posterior al ayuno debes incorporar las proteínas animales y vegetales poco a poco y con moderación.

VALORA EL AGUA COMO UNA GRAN AMIGA DE TU SALUD Y DE TU BELLEZA

El agua es por excelencia la sustancia que ayuda a eliminar las toxinas del organismo, y a pesar de que se trata de manera trivial, ningún nutriente es tan esencial para el cuerpo humano. Es asombroso cómo, a pesar de ser una sustancia vital para gozar de una buena salud, son pocas las personas que tienen el hábito de hidratarse con agua y por el contrario, son muchas las que recurren a otras bebidas con componentes perjudiciales como las sodas y los jugos azucarados, entre otros.

Tu cuerpo necesita agua para sobrevivir y poder funcionar correctamente. De hecho, puede subsistir solo unos cuantos días sin ingerir agua, mientras que puede aguantar semanas sin consumir otro tipo de nutrientes.

El agua es el componente principal del cuerpo humano. Normalmente representa el 60% del peso corporal en hombres adultos y el 50–55% en mujeres; por eso juega muchos papeles importantes en tu organismo.

A continuación te presento algunos de los beneficios más importantes de una correcta hidratación:

Colabora en la expulsión de toxinas: El agua es un potente eliminador de toxinas, ya sea a través del sudor o de la orina. A su vez, el agua te ayuda a prevenir el estreñimiento y mejora los movimientos intestinales para que puedas eliminar los desechos de manera más efectiva.

Participa en el funcionamiento del cerebro: Una adecuada hidratación es importante para un correcto funcionamiento del cerebro. Cuando estás suficientemente hidratado, las células del cerebro reciben sangre oxigenada, mejorando tu rendimiento intelectual.

Beneficia la función celular: La hidratación del cuerpo es importante para transportar oxígeno, proteínas, hidratos de carbono, vitaminas, minerales y otros nutrientes esenciales a las células; de esta forma son capaces de producir la energía necesaria para un buen funcionamiento de tu cuerpo. Además, la hidratación facilita la eliminación de residuos o sustancias de deshecho de las células que resultan de los procesos metabólicos.

Interviene en el sistema digestivo: La hidratación juega un papel importante en la digestión de la comida y en la absorción de nutrientes en el sistema gastrointestinal. Es necesaria en la disolución de nutrientes para que estos puedan ser absorbidos por la sangre y transportados a las células. Una hidratación insuficiente hará que el proceso digestivo sea más lento. Una mala hidratación crónica incluso puede producir estreñimiento.

Apoya el funcionamiento del corazón: Los líquidos son importantes para el funcionamiento del corazón, y un adecuado balance hídrico es esencial para mantener la presión arterial dentro de los niveles normales. Cuando estás deshidratado la cantidad de sangre que circula por tu organismo también disminuye, lo que puede ocasionarte una aceleración del ritmo cardíaco o una baja de presión.

Contribuye al buen funcionamiento de los riñones: El consumo adecuado de agua es esencial para que los riñones funcionen apropiadamente eliminando residuos y nutrientes innecesarios a través de la orina. Los riñones regulan los niveles de agua en el cuerpo, aumentando o reduciendo el flujo de orina, y controlan los niveles de sodio y otros electrolitos.

Coopera en el funcionamiento muscular: Los músculos, las articulaciones y los huesos son necesarios para mantenerte de pie, sentarte, moverte y realizar todas las actividades diarias. Pero para que funcionen correctamente necesitan de una continua hidratación, ya que el agua actúa como lubricante de los músculos y las articulaciones. Así que si no repones los líquidos perdidos, la capacidad de contracción de tus músculos se reducirá, afectando tu rendimiento.

Mantener un balance adecuado de agua en tu organismo es esencial para un funcionamiento muscular óptimo y para tener un buen rendimiento físico, ya que el músculo está compuesto de un 70% a un 75% de agua. Esto explica la relevancia de hidratarnos correctamente antes, durante y después de la actividad física para evitar calambres y espasmos y para mantener los músculos aptos para los próximos entrenamientos.

Favorece la salud y belleza de la piel: El agua es tu mejor aliada para hidratar la piel, prevenir arrugas prematuras, mantener controlada la celulitis y evitar la aparición de estrías. Beberla con regularidad y utilizarla como elemento de limpieza son hábitos indispensables que te sugiero practiques rutinariamente para que goces de una piel sana y tersa.

Actúa en la regulación de la temperatura: Tu cuerpo puede regular su temperatura por medio del agua. Cuando se eleva la temperatura corporal pierdes agua a través del sudor, mecanismo que tu cuerpo utiliza para regular la temperatura y prevenir el sobrecalentamiento.

Empieza a tomar agua ahora, ya que es la manera más básica de depurar tu organismo y la forma más efectiva de prepararlo para una limpieza. Y si además sigues paso a paso mis anteriores recomendaciones, tu cuerpo habrá avanzado un largo trecho y tu proceso de desintoxicación resultará mucho más efectivo.

RECOMENDACIONES QUE TE AYUDARÁN A CONSUMIR MÁS AGUA

- Te recomiendo beber dos litros de agua al día, pero ten en cuenta que hay aspectos que pueden incrementar la necesidad de agua de una persona, como son la edad, el nivel de actividad física, las condiciones ambientales (calor y humedad) y algunas condiciones de salud.
- No esperes a sentir sed para tomar agua porque ese ya es un signo de deshidratación.
- Bebe agua durante todo el día, y mantén siempre una botella o un vaso de agua a tu alcance en los lugares donde permaneces bastante tiempo, como son la oficina, el carro o la casa. De esta manera te va a servir como recordatorio y podrás medir la cantidad de agua que has tomado. Inventa otros recordatorios, como poner alarmas en el celular o tener varias botellas de agua pequeñas en tu escritorio.
- Comienza y termina tu día tomando agua. Esta es una práctica que no te puede faltar en las mañanas y en la noche. Por supuesto, si tienes problemas de insomnio o un sueño frágil no te lo recomiendo porque seguro que te vas a levantar durante la noche para ir al baño y te será difícil conciliar nuevamente el sueño.
- Es fundamental beber agua antes, durante y después de cualquier actividad física. Ahora, si haces ejercicio al aire libre y las condiciones climáticas hacen mucho mayor la sudoración, debes aumentar tu hidratación para recuperar los líquidos perdidos.

UTILIZA EXCLUSIVAMENTE SAL ROSA DEL HIMALAYA, CONSIDERADA LA SAL MÁS PURA DEL PLANETA

Seguramente me has escuchado hablar en televisión sobre la sal cristalina del Himalaya o a través de las redes sociales te habrás dado cuenta de que es la única que utilizo en mi alimentación diaria. Y por supuesto, es la que te recomiendo por ser actualmente la sal más pura y libre de contaminantes disponible en la Tierra. Los análisis químicos revelan que es un producto 100% puro y que no se puede encontrar otro alimento en la naturaleza que la iguale o supere en pureza.

La sal rosa del Himalaya se formó millones de años atrás, cuando el agua marina se cristalizó y se fue acumulando en distintos yacimientos. Pero a lo largo de los años ha ido enriqueciéndose con depósitos minerales, lo que le confiere propiedades muy beneficiosas para tu salud, ya que contiene 84 elementos naturales que se encuentran en el cuerpo humano, como son el cloruro de sodio, el calcio, el potasio, el magnesio, el yodo, el hierro, etc.

Los beneficios de esta maravilla de la naturaleza son sorprendentes:

- Controla la retención de líquidos y evita la inflamación.
- Elimina la acidez a nivel celular.
- Ayuda a regular los niveles de azúcar en la sangre.
- Es antioxidante.
- Beneficia la absorción de nutrientes.
- Elimina tóxicos acumulados.
- Combate el exceso de mucosidad.
- Reduce el riesgo de sufrir calambres y ayuda a reducir los dolores musculares.
- Soporta el sistema endocrino.
- Combate la osteoporosis.
- Mejora la circulación y previene la aparición de las várices.
- Mantiene el cerebro en buen estado, ayudándote a dormir mejor, estar más calmado y pensar con claridad.

La sal rosa del Himalaya es un alimento con un alto valor nutricional y tiene excelentes propiedades para tu salud, pero aun así debes consumirla con moderación y teniendo en cuenta la dosis de sodio recomendada, de la cual te hablaré más adelante.

REALIZA UNA DIETA CRUDIVEGANA O DE *RAW FOOD*

La comida crudivegana o *raw food*, también conocida como "comida viva", promueve el consumo de alimentos en su estado natural o sea, crudos.

Este tipo de alimentación, cada vez más popular, se basa en consumir alimentos sin aditivos artificiales, como son las frutas, las verduras, las hortalizas, los jugos naturales, las algas, las nueces y las semillas. Estos alimentos se deben consumir crudos o después de procesos naturales como la germinación, la fermentación o la deshidratación, que no destruyen la estructura molecular del alimento.

La dieta crudivegana no solo está fundamentada en el consumo de alimentos crudos y en la exclusión de alimentos de origen animal como las carnes, los huevos, la leche y sus derivados; también incluye los alimentos que no han sido calentados a una temperatura mayor de 116°F porque de esta manera conservan intactos todos los nutrientes; es decir, siguen vivos.

Es baja en kilocalorías, y si la haces combinando los alimentos de manera balanceada obtendrás una buena fuente de proteínas, carbohidratos, enzimas, aceites esenciales, vitaminas y una gran variedad de minerales.

Mi interés no es que te conviertas en un crudivegano de la noche a la mañana, pero sí que conozcas todos los grandes beneficios de esta práctica para que los incorpores a tu alimentación diaria antes y después de la desintoxicación. A continuación te enumero algunos beneficios de la "dieta viva" para que a diario selecciones tus alimentos con conciencia y sabiduría.

BENEFICIOS DE LA DIETA CRUDIVEGANA

- Es una alimentación más natural, libre de aditivos y de químicos que pueden ser dañinos para tu organismo.
- Es desintoxicante, ya que los alimentos crudos poseen un gran poder depurativo.
- Estimula el sistema inmunológico, elevando las defensas de tu organismo.
- Regula el peso corporal, en especial si la combinas con ejercicio físico.
- Es una de las formas más eficientes de combatir y revertir el envejecimiento prematuro, ya que le provee a tu organismo enzimas y antioxidantes capaces de prevenir el desgaste de las células y de estimular la regeneración celular.
- Su gran aporte de nutrientes favorece la salud de la piel, del cabello y de las uñas, impregnándole a tu belleza un brillo y resplandor especial.
- Al ser una dieta rica en fibra y agua, evita el estreñimiento, favorece el funcionamiento del sistema digestivo y estimula la producción de la flora bacteriana.
- Se asimilan todos los nutrientes en estado natural. Recuerda que la cocción muchas veces altera las propiedades nutritivas de los alimentos.
- Favorece el funcionamiento del cerebro y de la mente, y facilita la concentración, por su gran aporte de minerales.
- Mejora el descanso.
- Ayuda a regular los niveles de colesterol malo (LDL) en la sangre. Cuando se acumula demasiado colesterol malo en el torrente sanguíneo, esto puede provocar obstrucción y endurecimiento de los vasos sanguíneos que pueden aumentar tu riesgo de enfermedad cardiovascular.

CONSUME FRUTAS Y VEGETALES ORGÁNICOS

Este libro lo escribí con la firme y sincera intención de brindarte una guía alimenticia saludable y un compendio de jugos que beneficien tu salud por su gran aporte nutricional. Pero para que esto se cumpla más eficientemente te recomiendo usar, en la medida de lo posible, productos orgánicos.

Estos alimentos se producen y se cultivan respetando los períodos de crecimiento naturales; así pueden tomarse el tiempo suficiente para sintetizar los azúcares y absorber los nutrientes de la tierra. Además, como no contienen químicos ni sustancias artificiales, son asimilados por tu organismo correctamente, sin alterar tus funciones metabólicas y sin arriesgar tu salud.

Existe una forma astuta de seleccionar frutas y vegetales orgánicos y es conociendo cuáles tienen menor cantidad de residuos de pesticidas, así los sabrás escoger sin necesidad de gastar de más. Para ello, el Departamento de Agricultura de los Estados Unidos (USDA, por sus siglas en inglés) y la FDA han establecido una lista de los productos frescos que recomiendan comprar orgánicos y los que no, ya sea porque tienen una cáscara gruesa que los protege o porque el residuo de pesticidas encontrado después de varios estudios es muy bajo.

Alimentos que debes consumir orgánicos:

- Manzanas
- Fresas
- Uvas
- Apio
- Duraznos
- Espinacas
- Pimientos rojos
- Nectarinas
- Pepinos

- Tomates cherry
- Guisantes

Alimentos considerados limpios que puedes consumir en su versión no orgánica:

- Aguacates
- Maíz dulce
- Piñas
- Repollos
- Guisantes dulces
- Cebollas
- Espárragos
- Mangos
- Papayas
- Kiwis
- Berenjenas
- Toronjas
- Melones
- Coliflor
- Papas dulces o camotes

DALE LA BIENVENIDA A LOS BROTES O GERMINADOS

La germinación es el proceso mediante el cual una semilla se convierte en una planta. Se produce cuando se activan las enzimas de crecimiento que permanecían inactivas al someter la semilla a condiciones de temperatura, oxígeno, humedad y luz similares a las que estuvo expuesta naturalmente durante su formación, provocando así que el embrión crezca hasta romper su cubierta.

Esto quiere decir que los germinados son alimentos que puedes consumir crudos, para que aproveches su riqueza nutricional y recibas fuentes de energía naturales de fácil digestión.

Entre los alimentos que puedes germinar en casa están:

- Semillas de legumbres: soja, alfalfa, lentejas, garbanzos, judías verdes y frijoles.
- Semillas de cereales: granos enteros de avena, quinoa, trigo y cebada.
- Semillas de verduras y hortalizas: brócoli, calabaza, ajo e hinojo, entre otros.
- Semillas de lino, girasol, almendras, cacahuates y nueces.

La germinación conlleva una serie de cambios en el interior de las semillas, dando lugar a alimentos con diferentes propiedades alimenticias y desbordantes de elementos nutritivos. Entre los principales cambios y beneficios de la germinación puedo destacar los siguientes:

- *Simplifica la digestión de las proteínas, los carbohidratos y las grasas:* Durante el proceso de germinación las proteínas se descomponen en aminoácidos, los hidratos de carbono se transforman en glucosa y las grasas se convierten en ácidos grasos, ayudando a tu sistema digestivo al facilitar el proceso de digestión y de absorción de nutrientes.
- *Aumenta las enzimas:* El proceso de germinación dispara el desarrollo de las enzimas, que se encargan de descomponer los alimentos para que tu cuerpo los pueda aprovechar.
- *Revive los alimentos:* Los alimentos germinados están llenos de sustancias nutritivas con menor grado de contaminación, ya que si un grano germina es porque tiene la pureza suficiente para hacerlo.
- *Tiene un mayor contenido de clorofila:* El proceso de germinación produce brotes verdes muy ricos en clorofila, cuya ingestión tiene la capacidad de regenerar las células sanguíneas, purificar la sangre y desintoxicar tu organismo.
- *Potencia el contenido de nutrientes:* Los germinados incrementan y enriquecen la concentración de las vitaminas A, C, K, E,

el grupo B y de algunos minerales, como el calcio, el sodio, el hierro y el potasio, entre otros.

- *Retrasa el envejecimiento:* Gran parte de los componentes de los alimentos germinados permiten que las células de tu cuerpo se mantengan jóvenes durante más tiempo y estimulan la regeneración celular, para adquirir una apariencia más juvenil y luminosa.
- *Tiene bajo contenido de kilocalorías:* Los brotes o germinados tienen pocas kilocalorías, pero aportan un manantial de nutrientes que los hace idóneos para las personas que están pensando en comenzar o seguir un plan alimenticio y de ejercicio enfocado en bajar de peso y ponerse en forma.
- *Tiene un mayor contenido de agua:* Una de las principales características de los brotes es su elevado contenido de agua; incluso se estima que el volumen y el contenido de esta puede elevarse a 70% comparado con la semilla sin germinar.

Los germinados o brotes siempre han sido una parte importante de mi alimentación diaria. Recuerdo que desde muy pequeña, mi madre remojaba los granos y los germinaba para el consumo de mi familia. Y si bien en ese tiempo no le prestaba atención, ahora se lo agradezco porque es una sana e inteligente costumbre que en la actualidad cobra aun más importancia si tenemos en cuenta que los alimentos son cada vez más procesados y contienen una mayor cantidad de sustancias químicas que son tóxicas para tu salud.

Los germinados son el ingrediente ideal para numerosas preparaciones porque, a diferencia de la semilla sin germinar, los podemos consumir crudos en ensaladas, jugos, licuados y sándwiches, entre otros, evitando el proceso de cocción que puede reducir su aporte nutricional. Con esto no quiero decir que si se cocinan ya no benefician tu salud; por supuesto que siguen siendo alimentos muy nutritivos. En lo personal los utilizo crudos para sentir esa sensación crujiente en mis ensaladas o encima de las sopas. Los añado a mis sándwiches, y en muchos casos los incluyo en mis meriendas o simplemente los como solos. Pero también tengo la costumbre de consumir frecuentemente legumbres germinadas como frijoles, garbanzos, lentejas y judías cocinadas en sopas, en guisados o al vapor porque me dan mucha energía y fuerza durante mis entrenamientos y me ayudan a mantener —e incluso incrementar— mi tono muscular.

Como podrás darte cuenta, hablo con mucho entusiasmo de los germinados. Y es que ¿cómo no hacerlo si han hecho maravillas en pro de mi salud? Por eso quiero que les abras las puertas de tu cocina, experimentes sus beneficios y los consumas periódicamente, no solo en épocas de desintoxicación, sino que los conviertas en tus aliados para tener una alimentación más natural.

ALIMENTOS QUE DEBES CONSUMIR DURANTE EL PROCESO DE PREPARACIÓN:

- Jugos naturales de frutas y vegetales
- Ensaladas verdes
- Germinados o brotes
- Frutos secos y semillas
- Té de hierbas sin cafeína
- Frutas, vegetales y hortalizas crudas
- Algas marinas
- Sopas de vegetales
- Mucha agua

REALIZA UN PLAN ESTRATÉGICO ANTES DE COMENZAR Y PREPÁRATE MENTALMENTE PARA EL CAMBIO

Así como es importante preparar tu cuerpo para un plan de depuración, es igualmente importante preparar tu mente para este nuevo reto que vas a emprender. Estos son algunos puntos importantes y prácticos que debes tener en cuenta antes de iniciar este plan de desintoxicación, para que sea realmente efectivo y no fracases en el intento:

- *Debes estar plenamente convencido de que deseas un cambio de vida:* De nada te sirve realizar un plan de depuración si al finalizarlo vas a cometer los mismos errores y excesos del pasado. Ten presente que mi plan de desintoxicación es como una puerta que le abres a tu vida para continuar un camino más puro y saludable.

- *Programa este plan de manera realista:* No lo hagas durante las vacaciones o durante una etapa de trabajo pesada, es decir, comienza este ayuno en una temporada sosegada de tu vida que te asegure cumplir los tres días del plan. Y, en la medida de lo posible, trata de hacerlo en conjunto con tu pareja, con una amiga o con tu mamá, personas cercanas a quienes tú quieres y quienes tienen sentimientos bonitos hacia ti, para que te apoyen de corazón y se conviertan en tus aliados hacia el triunfo.

- *Combate la ansiedad con actividades que normalmente no realizas:* Estar ocupado y activo la mayor parte del tiempo durante los días previos, durante y después del plan de desintoxicación te ayudará a que tus pensamientos no se enfoquen en la falta de algunos alimentos y en la desesperación por consumirlos, sino en la satisfacción de explorar nuevas y divertidas actividades. Te recomiendo ingresar a clases de baile o yoga, leer un libro como este en un lindo parque, tomar clases de algún deporte que siempre te haya gustado, ingresar a un voluntariado o simplemente caminar en la playa o en un lugar agradable.

- *Compra todos los ingredientes del plan de depuración antes de comenzarlo:* Es garantía de éxito tener en el refrigerador todos los alimentos que necesitas para la preparación de cada jugo o licuado. De esta manera no habrá excusas para no hacerlo porque no te faltarán ingredientes que pueden ser fundamentales para que el plan sea efectivo. Además, regala o desecha todos los alimentos procesados, sodas, productos azucarados, panes y embutidos; es decir, todos los alimentos que pueden convertirse en una tentación y pueden sacarte de tu foco cuando abras el refrigerador o la despensa.

- *No cometas este grave error:* Muchas personas acostumbran comer en exceso el día antes de comenzar un plan de desintoxicación y este es un error garrafal. El cuerpo humano es como un niño; siempre quiere dulces, chocolate, pizza, hamburguesas, etc., alimentos que calman la ansiedad y brindan una satisfacción momentánea. Pero si eres débil y te rindes a sus demandas, él siempre va a querer más y más. Eso sí, la culpa no es de él, al fin y al cabo, como todo niño, necesita ser educado, y solo tú tienes la potestad y el deber de hacerlo. Es decir, piénsalo muy bien antes de extralimitarte con comidas copiosas llenas de kilocalorías vacías, adictivas y sin nutrientes durante los días previos, porque si lo haces, le estarás dando un mensaje equivocado al cerebro y eso será lo que tu cuerpo te pedirá durante los tres días del plan.

- *Pésate el primer día del plan de desintoxicación:* Debes pesarte después de la primera orina de la mañana. Anota el dato y pésate nuevamente al día siguiente de finalizar el ayuno, igualmente en la mañana. Es importante que sepas que en muchos casos las libras perdidas no se reflejan inmediatamente; el cuerpo puede tardar un poco más en asimilar y responder al proceso al que ha sido sometido. Ten en cuenta que todos los metabolismos son distintos y reaccionan a velocidades diferentes.

- *Ten poca actividad social:* Te recomiendo evitar eventos sociales donde vas a encontrar comidas no muy saludables, dulces y diferentes tipos de licor. Estar alejado de las tentaciones es una de las mejores y más efectivas medidas que puedes tomar para que mi plan de depuración te resulte realmente útil y veas resultados en grande.

CONCIENTÍZATE DE QUE EL DESCANSO
NO ES UN LUJO, SINO UNA NECESIDAD

Un adecuado descanso es fundamental en un estilo de vida saludable. Al igual que comer saludablemente y hacer ejercicio, dormir bien es esencial para que te sientas vigoroso y alerta al día siguiente. Mientras duermes, tu cerebro transforma en memoria todo lo aprendido durante el día, se recupera, regenera las fibras musculares y recarga tu cuerpo de energía. Además, un sueño reparador y profundo hace que estés de buen humor al día siguiente y que tengas una actitud positiva para afrontar las situaciones que se te presenten con sabiduría y serenidad. Sí, así como lo oyes, ¿quieres ser más feliz? Entonces dale a tu cuerpo el descanso que necesita; porque además te ayuda a perder peso, fortalece tu sistema inmunológico, aumenta tu concentración, mejora tu rendimiento laboral y mantiene tu corazón sano y fuerte.

Para la mayoría de la población, lo recomendable es dormir entre siete y ocho horas al día, pero esto es más necesario durante el período de depuración porque tu organismo necesita aun más el descanso para recuperar energías y poder desempeñar los procesos regenerativos.

CÓMO FUNCIONA MI PLAN DE DESINTOXICACIÓN

En muchas ocasiones, las personas deciden iniciar un plan de desintoxicación porque desean bajar de peso o porque se sienten pesadas y arrepentidas después de una temporada de excesos de comida y licor o porque empiezan a sentir malestares de salud. Creen que sometiéndose a un plan de desintoxicación de solo tres días van a remediar todo el daño que le han hecho a su organismo durante años. A esas personas les tengo una buena y una mala noticia: la buena es que nunca es tarde para preocuparse por su salud y bienestar, pero debo advertirles que si después del plan siguen con el mismo patrón de comportamiento, las consecuencias a largo plazo pueden ser nefastas para su salud, belleza, autoestima y calidad de vida. La mala noticia es que si llegaron a ese límite es porque el mismo cuerpo les está manifestando, de una u otra forma, que se encuentra saturado o más bien sobrecargado de toxinas, y les está pidiendo a gritos que se preocupen por él. Así que tres días no van a ser suficientes para que el cuerpo pueda volver a funcionar óptimamente. Debes considerar a mi plan como el punto de arranque de una larga carrera en la que tendrás que ganarle a tus malos hábitos y sobrepasar las tentaciones para que quien llegue victorioso a la meta día tras día seas tú.

Mi plan de desintoxicación de tres días es sencillo y muy efectivo si lo haces al pie de la letra. Consiste en desayunar los tres días el jugo desintoxicante para el desayuno, almorzar los tres días el jugo desintoxicante para el almuerzo y cenar los tres días el jugo desintoxicante para la cena. Me imagino que estarás pensando "Eso es muy poquito; me voy a morir de hambre" o "Yo no voy a ser capaz". Pero la verdad no es así, porque los licuados y los jugos tienen un gran poder saciante por su alto contenido de fibra soluble, lo que te ayudará a controlar la ansiedad y a sentirte satisfecho por mucho tiempo.

Otro factor que te puede ayudar a no sucumbir a las tentaciones y controlar los ataques de ansiedad son las meriendas, por eso realiza los licuados de la siguiente manera: Prepara 30 onzas del licuado de la mañana, bebe 20 onzas para el desayuno y las 10 onzas restantes consúmelas a media mañana. Lo mismo debes hacer al mediodía; bebe 20 onzas para el almuerzo y las otras 10 onzas bébelas en la merienda de la tarde. Por la noche, bebe únicamente 20 onzas del jugo desintoxicante para la cena.

La idea principal de mi plan de desintoxicación es que todos los alimentos que se consuman durante estos tres días sean líquidos, así que recurre al agua para calmar la ansiedad; si aumentas la hidratación del cuerpo, favoreces aun más el proceso de eliminación de sustancias tóxicas. Y si tu deseo de comer algo con sabor salado es muy fuerte, te recomiendo acudir a los caldos de vegetales preparados con ingredientes naturales, bajos en sodio y sin cubos concentrados.

BENEFICIOS DE HACER MI PLAN DEPURATIVO

Privar al cuerpo de alimento voluntariamente (ayunar) es algo que se ha hecho a lo largo de la historia de la humanidad, ligado fundamentalmente a la espiritualidad. Hoy en día se habla mucho del ayuno terapéutico, una práctica que defiende especialmente la medicina natural, y que, según sus partidarios y defensores, como yo, ayuda a la depuración de tu organismo, te inyecta una gran vitalidad, fortalece tu salud, favorece la longevidad, aumenta tu autoestima y resalta tu belleza. Sin embargo, la técnica no consiste en no comer alimento alguno, sino que pretende provocar en el cuerpo una serie de reacciones a la supresión de la comida sólida. Es decir, debes beber solo alimentos líquidos, disminuyendo la ingesta de kilocalorías diarias, pero aportándole a tu organismo los nutrientes crudos o vivos más puros de la naturaleza para facilitar su absorción y así darle una temporada de descanso y sosiego a tu sistema digestivo.

Es increíble cómo la alimentación y los hábitos que has adoptado determinan tu bienestar y afectan tu apariencia y belleza exterior. Por eso es de vital importancia que te concientices de que todo lo que entra en tu boca puede afectar positiva o negativamente tu organismo; la solución simplemente está en tomar la decisión adecuada y oportuna de comenzar mi plan de desintoxicación para que obtengas una avalancha de beneficios, como los que menciono a continuación, y goces de una salud integral:

- Fortalece tu sistema inmunológico.
- Favorece la pérdida de peso.
- Mejora la calidad de tu sueño.
- Incrementa tu energía y vitalidad.
- Mejora la apariencia de tu piel, cabello y uñas.

- Provee una fuente de antioxidantes y fitonutrientes.
- Optimiza el funcionamiento de tus órganos.
- Mejora el funcionamiento de tu sistema digestivo y desinflama el estómago.
- Promueve la eliminación de los líquidos retenidos en tu cuerpo y disminuye la celulitis.

El proceso de desintoxicación puede hacerle sentir malestares a algunas personas por un corto período de tiempo, el que se conoce como "evento de sanación"; pero esto es algo normal teniendo en cuenta que el hígado a lo largo de los años ha ido almacenando sustancias tóxicas y que en el colon (intestino grueso) también se ha ido represando una gran cantidad de material contaminante. Así que cuando empieces a desintoxicarte puedes experimentar ciertos cambios que son transitorios y que te confirman que tu cuerpo está atravesando por un proceso purificador.

La medicina natural recomienda que la duración del ayuno sea entre uno y tres días; por eso no te recomiendo exceder los tres días de mi plan de desintoxicación, que está diseñado expresamente para desintoxicar tu organismo sin arriesgar tu salud y sin disminuir tu potencial físico. Recuerda que tu cuerpo es una máquina perfecta que requiere de todo tipo de nutrientes para funcionar a la perfección, así que si extiendes el período del ayuno no obtendrás diariamente el suficiente aporte de proteínas, lo que puede obligar a tu organismo a extraer el nitrógeno de sus propios músculos, ocasionándote pérdida de masa muscular, flacidez y pérdida de firmeza de la piel. Si prolongas mi plan por más tiempo del recomendado puedes ver una reducción significativa de peso que responderá a la pérdida de músculo y de líquido, pero no de grasa. Por eso es muy factible que recuperes con facilidad en el futuro las libras perdidas.

¿QUIÉN DEBE HACER MI PLAN DEPURATIVO?

Antes de comenzar mi plan de desintoxicación es indispensable que se lo presentes a tu médico para que te dé su aprobación. Aunque este es un plan muy saludable y recomendable para todos, cada persona tiene condiciones de salud diferentes, y por ello debes ser responsable y tomar todas las precauciones necesarias.

Este plan no lo deben hacer las mujeres embarazadas o en período de lactancia, los menores de edad o los mayores de 65 años, y por supuesto ninguna persona que sufra de alguna condición médica crónica sin consultarlo previamente con su médico.

LOS LICUADOS Y JUGOS QUE COMPRENDEN
MI PLAN DE DESINTOXICACIÓN DE TRES DÍAS
Lista completa de alimentos del plan de desintoxicación

Piñas
Papayas
Apio
Col rizada (*kale*)
Aloe vera (o sábila)
Agua
Manzanas
Naranjas
Perejil
Pepinos
Jengibre
Infusión o agua de alcachofa
Sandías
Limones
Zanahorias
Hojas de betabel o remolacha
Bulbos completos de hinojo (*fennel*) con tallo y hojas
Alga Chlorella en polvo

Licuado para el desayuno de los tres días

Ingredientes:

2 rodajas de piña
½ papaya pequeña
2 tallos de apio
3 hojas de col rizada (*kale*) sin los tallos
1 trozo pequeño de gel de aloe vera (o sábila)
1 vaso de agua de 10 onzas
Hielo al gusto

Preparación:

Licúa todos los ingredientes hasta que estén bien mezclados, sirve sin colar y relájate a disfrutar un desayuno depurativo y revitalizador.

PROPIEDADES DESINTOXICANTES DEL LICUADO PARA EL DESAYUNO

Este delicioso licuado mezcla tres alimentos depurativos por excelencia: el aloe vera (o sábila), la col rizada y la piña. A continuación profundizo en los poderes de estos tres alimentos para limpiar tu organismo internamente y para que así sepas por qué te pueden brindar excelentes resultados, como los que yo ya he experimentado.

EL ALOE VERA (O SÁBILA): UN VERDADERO MILAGRO DE LA NATURALEZA

Solo un grupo muy selecto de especies vegetales posee tanta capacidad curativa como el aloe vera, también conocido como sábila. No en vano se trata de una planta que se ha ganado el calificativo de "milagrosa" por ser, entre otras cosas, antimicrobiana, astringente, analgésica, regeneradora de tejidos, cicatrizante, energizante, antiinflamatoria, depurativa, digestiva, alcalinizante, gastroprotectora, desinfectante y laxante.

Para que exista una buena nutrición a nivel celular, el colon debe estar limpio, libre de tóxicos, de residuos químicos y de material descompuesto que obstruya las paredes y las vellosidades intestinales. Y para que esto se cumpla, tienes un potente aliado en el aloe vera (o sábila), que actúa como un purificador del sistema digestivo, logrando penetrar incluso el tejido celular. Asimismo, al participar activamente en la limpieza del intestino, te ayuda a mejorar la absorción de los nutrientes de los alimentos, propiciando un ambiente equilibrado para que tu organismo funcione de manera ideal. Esto me motivó a incluir desde hace muchos años el cristal o pulpa del aloe vera (o sábila) en mi alimentación diaria, y la verdad es que se ha convertido en mi gran compañero a lo largo de los años y nunca me ha defraudado, porque siempre he obtenido resultados maravillosos que ahora tú también puedes disfrutar tomando este licuado.

Si consumes jugo de aloe vera (o sábila) con regularidad, tu cuerpo obtendrá los siguientes beneficios:

- Estimula la producción de la flora bacteriana intestinal indispensable para un correcto funcionamiento digestivo.
- Alivia la acidez y otros malestares estomacales.
- Evita el estreñimiento, favoreciendo una correcta evacuación.
- Colabora eficientemente en el tratamiento del síndrome del colon irritable, como también en otras afecciones que implican un proceso inflamatorio.
- Fortalece el sistema inmunológico, ayudándolo a combatir agentes externos causantes de enfermedades.
- Aporta vitaminas (Vitamina A, el grupo B, B12, C y ácido fólico), minerales (calcio, sodio, hierro, potasio, magnesio, cromo, zinc, manganeso y cobre) y aminoácidos, lo que le otorga un gran poder antioxidante.

- Actúa como un efectivo energizante natural.
- Soporta la salud cardíaca al oxigenar la sangre y mejorar la circulación, dando lugar también a un mejor rendimiento físico.
- Reduce el colesterol malo.
- Activa el metabolismo, favoreciendo una mejor absorción de las proteínas y acelerando el proceso de metabolización de las grasas, ayudándote a perder peso.

LA COL RIZADA O KALE: UN VEGETAL VERDE QUE ESTÁ DE MODA POR SUS SÚPERPODERES

Sus hojas poseen las siguientes maravillosas cualidades nutricionales:

- *Ayudan a limpiar tu organismo de sustancias tóxicas:* La col rizada te ayuda a limpiar el cuerpo por su gran contenido de clorofila y por su poder alcalinizante y depurador de la sangre. Por su riqueza en fibra, activa el tránsito intestinal, absorbe las grasas, ayuda a desechar residuos del cuerpo y estimula la producción de las enzimas que desintoxican el hígado.
- *Tienen un bajo contenido calórico:* Si consumes una taza de col rizada cocinada al vapor estarás disfrutando de un gran alimento con solo 36 kilocalorías por taza, sin grasas y cargada de proteínas. Así que conviértela en tu aliada si deseas realizar un plan de desintoxicación, si sigues un régimen de alimentación vegetariano o si quieres bajar de peso.
- *Combaten el envejecimiento prematuro:* La col rizada es uno de los alimentos más poderosos para combatir el envejecimiento por ser una gran fuente de antioxidantes, vitaminas y minerales. Estos antioxidantes actúan como soldados protectores de tu organismo, ayudándolo a combatir la acción de los radicales libres causantes de muchas enfermedades y a retrasar o revertir los efectos del envejecimiento con el paso de los años.
- *Fortalecen el sistema inmunológico:* Es una excelente fuente

de las vitaminas A, C, K y carotenos, que ayudan a reforzar las defensas de tu organismo y a aumentar los niveles de energía.

- *Son ricas en calcio:* Esta hoja verde es sorprendente; su aporte en calcio es incluso mayor que el de la leche, contribuyendo de una manera muy útil a la salud ósea de las personas que no consumen lácteos, aunque este beneficio puede ser de gran ayuda para todos.

- *Son grandes amigas de la salud de los ojos:* Otra importante propiedad de este vegetal verde es su rico contenido en carotenoides, pigmentos y vitamina A, lo que te ayuda a preservar unos ojos sanos y a evitar el deterioro óptico que puede llegar con la edad. Así que si te interesa conservar una visión 20/20 por muchos años, la col rizada no debe faltar en tu régimen alimenticio.

PIÑA PARA LA NIÑA, PARA LA SEÑORA, PARA EL SEÑOR, PARA TODOS

La piña es una deliciosa y refrescante fruta tropical, muy utilizada en la gastronomía por su dulce sabor y textura jugosa, que tiene grandiosas propiedades y enormes beneficios:

Potente capacidad diurética y desintoxicante: La piña ayuda a que tu organismo elimine los líquidos extra que tienes retenidos, y al hacerlo, también remueve y expulsa muchas toxinas que se almacenan en el cuerpo. Recuerda que si experimentas retención de líquidos de manera crónica, lo más recomendable es que consultes con tu médico para que inicies un tratamiento enfocado en detectar y tratar la raíz del problema.

La piña contiene la enzima bromelina y potasio, que ayudan a tu organismo a neutralizar el sodio. De esta manera el cuerpo puede regular y prevenir la retención de líquidos. El aporte de estos nutrientes también puede ser útil para combatir la inflamación, disminuir la celulitis, reducir el volumen del abdomen, rebajar la hinchazón de las piernas y eliminar las bolsas de los ojos.

Ayuda a bajar de peso: Es una fruta idónea para incluirla con moderación dentro de un plan alimenticio saludable y balanceado gracias a su bajo contenido calórico, a su riqueza en nutrientes y a su alto contenido de agua.

Tiene grandes propiedades digestivas: Gracias a su contenido de fibra y enzimas, la piña es muy valorada por su acción digestiva y por su capacidad para evitar molestias intestinales. Se destacan la pectina, el tipo de fibra que evita el estreñimiento, y la bromelina, enzima digestiva que facilita el procesamiento de las proteínas y de las comidas difíciles de metabolizar que te pueden provocar molestias como inflamación del estómago, gases, pesadez, espasmos abdominales, etc.

Previene y reduce la celulitis: Su capacidad diurética la ha posicionado como uno de los alimentos más valiosos para el tratamiento de la celulitis, padecimiento producido por la incapacidad de drenaje de las células del tejido adiposo, y en cuyo tratamiento resulta especialmente efectivo el uso de alimentos con poderes diuréticos como la piña.

Licuado para el almuerzo de los tres días

Ingredientes:

1 vaso de infusión o agua de alcachofa
1 manzana
1 naranja
1 ramo de perejil
½ pepino
1 trozo pequeño de jengibre
Hielo al gusto

Preparación:

El primer paso es preparar el agua de alcachofa. Hierve las hojas de una alcachofa en un litro de agua, luego deja reposar el agua resultante 10 minutos fuera del fuego. Por último, cuela y guarda el agua en el refrigerador. Esta será el agua que vas a utilizar para hacer los licuados del almuerzo durante los tres días de mi plan de desintoxicación. El segundo paso es licuar todos los ingredientes en un vaso de infusión de alcachofa hasta que estén completamente incorporados. Sirve sin colar y prepárate a degustar un elíxir de la naturaleza.

PROPIEDADES DESINTOXICANTES DEL LICUADO PARA EL ALMUERZO

Este licuado tiene un gran poder depurativo porque incluye algunos de los alimentos más potentes para limpiar los órganos encargados de eliminar las sustancias tóxicas de tu cuerpo. Por lo tanto, esta limpieza interior profunda se reflejará en vitalidad, energía y en una apariencia más radiante y saludable. Estos alimentos son la alcachofa y la manzana, de los cuales te hablo en detalle a continuación.

DESCUBRE LOS PODERES DE LA ALCACHOFA

La alcachofa es un vegetal que no debe faltar en tu dieta, no solo porque te aporta pocas kilocalorías, sino por sus propiedades depurativas muy beneficiosas, principalmente para el hígado.

Un hígado saludable es primordial para gozar de una buena salud, ya que es el principal órgano desintoxicante que tiene tu organismo. Cuando el hígado está cargado por exceso de trabajo (mala alimentación, alcohol, cigarrillos, sustancias tóxicas) todo tu organismo se resiente. Comer especialmente grasas y tomar bebidas alcohólicas en exceso puede saturarlo; de allí la necesidad de desintoxicarlo constantemente para recuperar su funcionalidad. En este aspecto la alcachofa es particularmente beneficiosa, ya que su contenido de cinarina mejora la función hepática, promoviendo la regeneración de sus células y la eliminación de sustancias nocivas.

La bilis segregada después de la ingestión de la alcachofa es menos densa y más fluida, lo que descongestiona el hígado; de esta forma se ve favorecida su función desintoxicante, eliminando un gran número de sustancias extrañas y tóxicas que circulan por la sangre. Por su contenido de potasio es considerada también un alimento diurético que evita la retención de líquidos, facilita la excreción urinaria y ayuda a eliminar, especialmente, el ácido úrico.

La alcachofa también favorece el metabolismo de las grasas, un factor de gran ayuda si deseas bajar la grasa corporal, reducir los niveles de colesterol y triglicéridos en la sangre y mejorar tu salud cardiovascular.

Por su riqueza en fibra dietética, la alcachofa proporciona la sensación de saciedad por largo tiempo. Actúa también como un ligero laxante, beneficiando el tránsito intestinal, y ayuda a prevenir el cáncer de colon. Como podrás darte cuenta, es un vegetal muy bondadoso y, para que lo aprecies aun más, te cuento que la alcachofa tiene un bajo contenido calórico, alrededor de 50 kilocalorías por porción, virtud gloriosa que debes tener en cuenta a la hora de preparar tu menú diario.

UNA MANZANA AL DÍA, SALUD PARA TODA LA VIDA

La próxima vez que vayas de compras al supermercado o a la frutería, no te olvides de colocar en el cesto una buena cantidad de manzanas, una de las frutas más saludables, deliciosas, económicas y fáciles de transportar; además, están disponibles en cualquier época del año.

La manzana es un delicioso manjar, con vitaminas, minerales y antioxidantes que la convierten en un verdadero estuche de nutrientes y en un remedio casero muy eficaz para prevenir y aliviar muchas de tus dolencias más frecuentes. Rojas o verdes, las manzanas son un alimento mega saludable que, por supuesto, no podría faltar ni en mi plan de desintoxicación ni en mi alimentación en general.

La manzana contribuye a la salud de todo tu organismo debido a que contiene sustancias que ayudan a una efectiva eliminación de toxinas. Contiene pectina, una fibra soluble que contribuye a limpiar el sistema digestivo, regula el funcionamiento intestinal y reduce los niveles de grasa en la sangre. Además, contiene cisteína, aminoácido no esencial con un gran poder antioxidante y gran aliado del buen funcionamiento del hígado, lo que beneficia la salud de todos los órganos del cuerpo, incluyendo la piel.

La manzana también contiene quercetina, un flavonoide o colorante natural, que posee numerosas propiedades. Entre ellas se destaca su poder antioxidante, es decir, su capacidad para neutralizar la acción de los radicales libres, partículas que oxidan tu organismo y pueden predisponerlo a la aparición de numerosas enfermedades.

La manzana te aporta carbohidratos; agua; fibra; las vitaminas A, C y K; calcio; magnesio; fósforo y potasio, entre muchos otros nutrientes. Su aporte calórico es bajo, teniendo en cuenta que es una fruta con un gran poder saciante por su contenido de fibra soluble e insoluble; cada 100 gramos de manzana te aportan alrededor de 50 kilocalorías.

Beneficios adicionales de la manzana:

- Reduce los niveles del colesterol malo.
- Ayuda a regular los niveles del azúcar en la sangre.
- Actúa como un eficiente antiinflamatorio del aparato digestivo.
- Previene el estreñimiento. Si es orgánica, la puedes consumir con cáscara para facilitar el tránsito intestinal y proteger la mucosa digestiva.
- Es antiácida.
- Es hidratante debido a su elevado contenido de agua, más de un 80%.
- Es diurética y reduce la presión arterial por su alto aporte de potasio.

Jugo para la cena de los tres días

Ingredientes:

1 taza de sandía picada
½ limón sin cáscara
2 zanahorias
1 manojo de hojas de betabel o remolacha
½ pepino
½ bulbo pequeño de hinojo (*fennel*) con tallo y hojas
1 cucharadita de alga Chlorella en polvo
Hielo al gusto

Preparación:

Coloca todos los ingredientes (excepto la Chlorella) en el extractor, sirve, agrega la cucharadita de Chlorella en polvo, mezcla bien y bebe enseguida esta lluvia de nutrientes.

PROPIEDADES DESINTOXICANTES DEL JUGO PARA LA CENA

Si leo tu mente, ya sé lo que estás pensando: que en la noche no se debe consumir fruta, ni zanahoria ni betabel por su alto contenido de azúcar, y tendrías razón si fuera la cena de un día ordinario en tu vida. Pero ten en cuenta que estos tres días tu ingesta calórica es mucho menor, así que estas kilocalorías y el grupo completo de nutrientes que te aportan estos alimentos te van a ayudar a cerrar con broche de oro tu jornada, ya que este jugo tiene cualidades excepcionales para limpiar tu organismo y surtirlo con sustancias puras para que se renueve y florezca durante el descanso. Además, al ser un jugo preparado en el extractor, el contenido de fibra disminuye, lo que lo convierte en una bebida de más fácil y rápida asimilación. Dos aspectos importantes: si no tienes extractor, puedes preparar los jugos en la licuadora, pero debes colarlos y siempre cenar tres horas antes de dormir.

Este jugo es una combinación de alimentos muy ricos en propiedades desintoxicantes, entre los que se destacan el alga Chlorella y el hinojo. A continuación te explico en detalle sus propiedades para que te adentres en el fascinante mundo de las algas marinas y conozcas más a fondo la personalidad bondadosa del hinojo.

LA CHLORELLA: UN ALGA SÚPER PODEROSA

La Chlorella es un alga microscópica de agua dulce. Fue descubierta en 1890 por M. W. Beijernick, un sabio holandés especialista en microbiología que la estudió examinando el agua de una laguna, valiéndose de un microscopio. Su fascinación por el color verde oscuro de la laguna lo llevó al descubrimiento de la Chlorella, alga rica en pigmentos verdes de clorofila. Y precisamente se le dio el nombre de Chlorella por ser la planta que contiene la mayor cantidad de clorofila de la Tierra, de ahí su color verde oscuro.

La capa exterior fibrosa que recubre al alga Chlorella tiene dos funciones. La primera es proteger las membranas celulares interiores hasta que el alga esté completamente seca, y la segunda es proteger los nutrientes del agua; es precisamente esa capacidad de absorber y retener todos los nutrientes y minerales lo que la convierte en un alimento excelente de maravillosas cualidades nutricionales.

Cuando se descubrió que la Chlorella contenía un 60% de su peso en proteínas y que se multiplicaba muy rápidamente, se empezó a investigar más sobre ella, y han sido tan fabulosas las propiedades que han descubierto los científicos que le han otorgado el calificativo de "súper alimento". Sus proteínas son de alto valor biológico; eso quiere decir que contiene todos los aminoácidos, incluyendo los aminoácidos esenciales que son los que debes ingerir a través de la dieta.

También contiene cantidades muy significativas de vitamina C, beta caroteno, las vitaminas A, B1, B2, B3, B5, B6 (ácido fólico), B12, E y H (biotina). Su composición también incluye fósforo, potasio, magnesio, zinc, calcio, manganeso, cobre, yodo y cobalto. Por su alto contenido de hierro y zinc, el alga Chlorella es de gran importancia nutricional para los vegetarianos.

Su gran contenido de clorofila contribuye a limpiar el intestino, a purificar la sangre y a depurar el hígado de forma muy efectiva. Pero la propiedad por la que se la reconoce más especialmente es por desintoxicar el cuerpo de metales pesados. Este extraordinario efecto se le atribuye a la singular estructura de su membrana celular, cuya capa más externa absorbe y almacena el elemento tóxico para después eliminarlo.

Otros beneficios relacionados con esta alga verde son:

- Fortalece el sistema inmunológico.
- Acelera el proceso de curación de heridas, lesiones y úlceras.
- Elimina contaminantes tóxicos.
- Normaliza los procesos digestivos y la función intestinal.
- Estimula el crecimiento y la reparación de los tejidos.
- Regula el pH del cuerpo.

- Retrasa el proceso de envejecimiento y mejora la apariencia de la piel, el cabello y las uñas.

Esta alga es tan increíble que contiene más beta caroteno, vitamina B1, ácido fólico y calcio que las espinacas, el brócoli o la zanahoria. La Chlorella en polvo puedes encontrarla en tiendas orgánicas o naturales, pero si te es difícil conseguirla puedes tomarla en cápsulas o reemplazarla por el alga Spirulina, que tiene propiedades similares y ya es popular en el mercado.

EL HINOJO: UN DEPURADOR POR NATURALEZA

Este vegetal contiene una importante cantidad de fitonutrientes y antioxidantes. Su textura crujiente y carnosa, así como su peculiar aroma y el suave sabor dulce que lo caracteriza, han hecho que sea cada vez más apreciado como un vegetal delicioso y aromático en diferentes preparaciones gastronómicas y como un alimento idóneo para preservar y mantener la salud.

Es bajo en kilocalorías pero rico en nutrientes: Teniendo en cuenta su escaso valor calórico, 30 kilocalorías por cada 100 gramos, el hinojo es ideal para utilizarlo en planes para bajar de peso. Además, su abundante contenido de fibra te brinda la sensación de saciedad por largo tiempo, disminuye tu apetito y te ayuda a prevenir los ataques de ansiedad. Es rico en vitaminas, antioxidantes, fibra y minerales como el potasio, el calcio, el fósforo y el magnesio; por eso es mucho más que un simple vegetal: es un alimento con un gran valor nutricional.

Es una gran fuente de vitamina C: El bulbo del hinojo es una importante fuente de vitamina C, principal antioxidante capaz de neutralizar los radicales libres causantes del daño celular, y uno de los principales protectores de tu sistema inmunológico.

Facilita tu digestión: El principio activo que le confiere propiedades carminativas y digestivas por excelencia es su aceite esencial rico en anetol, aunque también contiene otro compuesto que incide en este efecto: el estragol. El consumo del hinojo favorece la digestión de los alimentos, contribuye a expulsar los gases, reduce los espasmos intestinales, disminuye la hinchazón abdominal y ayuda a aliviar los dolores gástricos.

Su efecto antiinflamatorio a nivel del intestino ayuda a tratar el vientre inflamado y a relajar los músculos de los órganos digestivos. Por ello, el consumo de esta planta se recomienda en casos de mala digestión, pesadez y otros trastornos gástricos. Está incluido dentro del grupo de las plantas digestivas porque ayuda a sintetizar bien los alimentos, a eliminar las grasas de manera más fácil y, de ese modo, a liberar al cuerpo de sustancias tóxicas.

Es diurético y tiene efectos laxantes: Por su elevado contenido de fibra ayuda a mantener el movimiento peristáltico propio de los intestinos, propiciando una correcta evacuación. El hinojo tiene un suave efecto diurético, es decir, aumenta la cantidad y la frecuencia de la micción, favoreciendo la eliminación de líquidos corporales del cuerpo. Por otro lado, gracias a su elevado contenido de agua y de potasio, ayuda a equilibrar los líquidos del organismo.

¿QUÉ DEBES HACER DESPUÉS DE MI PLAN DEPURATIVO?

Si completas el ayuno satisfactoriamente, mis más sinceras felicitaciones por tu fuerza de voluntad, disciplina y determinación para cambiar tus viejas costumbres y emprender un nuevo camino. Será el comienzo de una nueva etapa, el renacer a una vida con hábitos saludables donde el equilibrio y el balance serán la clave de tu bienestar, belleza y una mejor autoestima.

Después del ayuno puede que sientas deseos de comer alimentos copiosos y no muy saludables, pero aquí es donde de verdad pones a prueba tu compromiso contigo mismo. Debes hacer esta transición de forma gradual para evitar que sea un choque brusco para tu cuerpo, y seleccionar los alimentos que te sigan aportando nutrientes de primera calidad. Los dos días siguientes a la terminación del ayuno, debes incorporar poco a poco alimentos sólidos, preferiblemente frutas, vegetales, algas marinas, semillas, frutos secos, legumbres, proteínas vegetales y proteínas blancas en porciones moderadas. Posteriormente, podrás ingerir cereales y el resto de las proteínas animales y lácteas, desde luego sin dejar el hábito de consumir jugos de frutas y vegetales, ya que estos no solo te ayudan a desintoxicar, sino que también te ofrecen una amplia gama de beneficios para tu salud.

Más adelante encontrarás una recopilación de jugos que he hecho especialmente para ti en este libro, con la mejor intención de darte diversas alternativas saludables para que las apliques de acuerdo a tu necesidad o propósito. Cada uno contiene la combinación de nutrientes precisos y equilibrados para que, de la mano de la naturaleza, logres poco a poco cumplir tus metas y llegues de manera espontánea y feliz, como yo, a amar este estilo de vida.

Jugos, licuados y batidos balanceados que pueden reemplazar una comida principal

Saber escoger un menú saludable es una pesadilla para muchas personas que, aunque desean cuidar su salud, no saben por dónde empezar ni qué alimentos escoger, y mucho menos cómo combinarlos. Y si a eso le sumas la falta de tiempo para preparar una comida saludable al llegar a casa o tener múltiples actividades que impiden planificar un menú para llevar al trabajo durante la semana, el intento de empezar hábitos de vida saludables se hace aun más difícil o incluso se convierte en una meta casi imposible de alcanzar.

Es aquí donde los jugos, licuados y batidos que reemplazan una comida o una merienda pueden jugar a tu favor porque te dan la posibilidad de consumir los nutrientes y las kilocalorías que tu cuerpo diariamente necesita de manera más fácil y práctica, así que ya no tendrás excusas.

Las bebidas que reemplazan una comida deben contener los tres macronutrientes: proteínas, carbohidratos y grasas; y los micronutrientes: vitaminas y minerales. Además necesitan contener fibra, antioxidantes y agua para constituirse como un alimento completo, saludable y balanceado. A continuación te explico la importancia de cada uno de estos nutrientes en tu alimentación y cuáles son sus funciones en el organismo.

LA IMPORTANCIA DE LAS PROTEÍNAS

Las proteínas son macronutrientes compuestos por cadenas de aminoácidos y son los pilares fundamentales de la vida, ya que desempeñan una gran cantidad de funciones a nivel celular. Últimamente se han popularizado las dietas altas —o exclusivas— en proteínas, como si fueran fórmulas mágicas para bajar de peso, pero la realidad es que el cuerpo elimina el exceso de ellas por la orina o las acumula como grasa. Esto ratifica la importancia de que sigas un plan alimenticio balanceado que te garantice un suministro continuo y adecuado de proteínas para que tu cuerpo pueda llevar a cabo todas las funciones vitales con normalidad y para que puedas controlar tu peso saludablemente.

La proteína que consumes se descompone en aminoácidos durante la digestión; luego los aminoácidos son absorbidos y utilizados por tu organismo para crear nuevas proteínas. Están clasificados en dos grupos, de acuerdo a su procedencia y características:

AMINOÁCIDOS ESENCIALES: Son aminoácidos que no pueden ser producidos por tu organismo y por lo tanto es fundamental que los ingieras en la dieta a través del consumo diario de alimentos ricos en proteínas. La carencia de estos aminoácidos limita funciones básicas del organismo, como reponer las células de los tejidos que mueren, crear nuevos tejidos como los músculos y digerir los alimentos adecuadamente, entre muchas otras. Los aminoácidos esenciales son 9:

Isoleucina, leucina, lisina, metionina, fenilalanina, treonina, triptófano, valina y la histidina, que es un aminoácido esencial en la niñez, porque en esta etapa de la vida el organismo no es capaz de producirlo, pero lo requiere para fortalecer el sistema inmunológico y lograr un correcto desarrollo del cuerpo humano hasta llegar a la edad adulta. En la adultez, el cuerpo tiene la habilidad de sintetizarlo, aunque siempre es recomendable suplirlo a través de la dieta y muy especialmente los deportistas y atletas por su gran contribución en el crecimiento y reparación de los tejidos.

AMINOÁCIDOS NO ESENCIALES: Son aquellos que tu cuerpo tiene la capacidad de producir a partir de otras sustancias. Por lo tanto, no es indispensable que los consumas en la dieta. Entre ellos se encuentran: alanina, asparagina, cisteína, prolina, serina, tirosina, glutamina, cistina, entre otros.

Las proteínas consideradas de alto valor biológico o también denominadas proteínas completas son las que contienen todos los aminoácidos esenciales en las cantidades suficientes para formar las proteínas que tu cuerpo necesita. La proteína del huevo es considerada la proteína animal más completa y equilibrada y ha sido calificada con el valor biológico más alto; por eso es uno de los alimentos que incluyo diariamente en mis comidas, principalmente las claras o parte blanca.

En general, las proteínas animales son consideradas proteínas completas. Entre ellas se destacan: la leche y sus derivados, como el queso, el yogur, el kéfir y el kumis; las carnes, como la carne de cerdo, la carne de res, la ternera, el cordero, el pollo, el pavo y el hígado; y los mariscos y pescados. Ahora bien, la misma porción de cada alimento te aporta diferentes cantidades de proteína, por ejemplo:

100 g de pavo te aportan	29 g de proteína
100 g de sardinas te aportan	25 g de proteína
100 g de pollo te aportan	25 g de proteína

Las proteínas vegetales presentan un menor valor biológico porque no contienen todos los aminoácidos esenciales en un solo vegetal, a excepción de las algas marinas. Por eso la clave está en conocer los vegetales que tienen el mayor número de aminoácidos y combinarlos con otros que contengan los restantes para convertirlos en proteínas completas. Entre las proteínas vegetales están la soja y sus derivados, como el tofu, la leche de soja, el yogur y la harina de soja; la quinoa; las legumbres (lentejas, frijoles, habas, garbanzos, chícharos o guisantes); los germinados; los frutos secos; las semillas, como las de chía, de sésamo, de lino y de cáñamo; los cereales, como el arroz integral y la avena; los vegetales, como las espinacas, las coles de Bruselas y los champiñones; y las algas como la Chlorella y la Spirulina, de las cuales hablaré más adelante por su gran aporte proteínico y nutricional.

Cada alimento de origen vegetal aporta ciertos aminoácidos, por eso es muy importante compensar los que le hacen falta con los aminoácidos de otro vegetal para formar proteínas completas. Este proceso se denomina "complementación proteínica". Los frutos secos, las semillas y los cereales debes combinarlos con legumbres (habas, frijoles, garbanzos, lentejas, soja) o con proteína animal para formar una proteína de alto valor biológico. En el caso de los vegetales, su contenido de proteína y de aminoácidos esenciales es insuficiente, por lo que debes complementarlos con proteína animal.

Estos son ejemplos de algunos alimentos de origen vegetal altos en proteína:

100 g de soja te aportan	33.4 g de proteína
100 g de lentejas te aportan	24.7 g de proteína
100 g de garbanzos te aportan	19.3 g de proteína
100 g de almendras te aportan	19 g de proteína
100 g de nueces te aportan	14 g de proteína
100 g de avena te aportan	11 g de proteína
100 g de arroz integral te aportan	11 g de proteína
100 g de coles de Bruselas te aportan	4.9 g de proteína
100 g de alcachofa te aportan	3.3 g de proteína
100 g de espinacas te aportan	3.2 g de proteína

La OMS (Organización Mundial de la Salud) recomienda consumir diariamente entre 0.8 g y 1 g de proteína por cada kilogramo de peso para una persona adulta sana que tenga una actividad física moderada, siendo lo ideal que la mitad de la ingesta provenga de proteínas de origen vegetal y la otra mitad proceda de proteínas animales como carnes blancas, carnes rojas magras (sin grasa exterior ni entre sus fibras), pescados y productos lácteos y sus derivados en versiones descremadas para controlar el consumo de grasas saturadas. Para que lo entiendas mejor, te doy este ejemplo de una persona adulta sana que tiene un peso de 60 kg (133.3 libras). Su requerimiento proteínico es 0.8 g x 60 kg = 48 g diarios, que debe distribuir entre las diferentes comidas a lo largo del día. Sin embargo, existen personas con necesidades particulares, como las mujeres embarazadas o lactantes, personas con ciertos padecimientos, los niños, las personas mayores, los deportistas o atletas de alto rendimiento, entre otros, los cuales deben consultar con su médico o nutricionista para que determine la dosis recomendada en su caso específico.

Funciones de las proteínas:

- Forman parte de las estructuras corporales y son primordiales para el crecimiento de los tejidos. Ejemplos de ellas son la queratina, proteína que protege tu piel, cabello y uñas; el colágeno, componente estructural de la piel, los huesos, los tendones, los cartílagos y los dientes; y la elastina, encargada de darle precisamente elasticidad a los tejidos como la piel.
- Soportan el esqueleto y permiten la contracción de los músculos, ya que estos están formados por proteínas.
- Cumplen una función protectora, creando anticuerpos y luchando contra los microorganismos.
- Algunas cumplen una función de transporte, por ejemplo, la hemoglobina de la sangre es una proteína que lleva oxígeno de los pulmones a todo el organismo.
- Algunas hormonas son de naturaleza proteínica, como la insulina y el glucagón, que regulan los niveles de azúcar en el cuerpo.
- Las enzimas son proteínas que se ocupan de la degradación de los macronutrientes (proteínas, carbohidratos y grasas) en partículas más pequeñas para que sean absorbibles por el

organismo; cuando una persona presenta desnutrición proteínica, no asimila los alimentos.

- Intervienen en los procesos de coagulación.

Cuando se presenta una alimentación deficiente o cuando el consumo de proteína es muy bajo, el organismo es muy inteligente y emplea los aminoácidos de reserva que se encuentran en los músculos como combustible energético. Este proceso se conoce como catabolismo muscular y se produce cuando el organismo destruye sus propios tejidos musculares y extrae de ellos los nutrientes que le hacen falta para suplir sus necesidades energéticas; esto ocasiona la pérdida de masa muscular en vez de grasa y que el metabolismo se vuelva más lento.

El consumo de proteínas es necesario tanto para una buena salud como para la formación de masa muscular y la pérdida de grasa corporal. Pero las proteínas no actúan solas; debes acompañarlas siempre con una ingesta adecuada de carbohidratos y de grasas, y no te puedes olvidar de una variada rutina de ejercicios enfocada en lograr dichos resultados. Mientras más masa muscular tienes, tu cuerpo necesita más kilocalorías para mantenerla y gasta más energía en la recuperación y regeneración de nuevas fibras para que tu músculo crezca y logres un cuerpo firme y tonificado. Esto quiere decir que aun en reposo tu cuerpo sigue quemando kilocalorías, lo que verás reflejado en la disminución de grasa y de medidas, y en pérdida de peso en general.

LA IMPORTANCIA DE LOS CARBOHIDRATOS

Los hidratos de carbono, también conocidos como azúcares, son los más abundantes en la Tierra, ya que provienen principalmente de alimentos de origen vegetal. Junto con las proteínas y las grasas, son considerados macronutrientes imprescindibles para el correcto funcionamiento del cuerpo humano. Aunque últimamente se los ha señalado como los causantes de la obesidad y el sobrepeso, la verdad es que, en porciones moderadas, son necesarios para tu salud, además de ser una de las principales fuentes de energía para que realices tus actividades cotidianas con vitalidad y puedas tener un desempeño vigoroso en tus actividades físicas.

Los carbohidratos no debes eliminarlos completamente de tu dieta. Por eso es vital que conozcas cuáles debes incluir en tu régimen alimenticio y de cuáles debes despedirte si deseas conseguir un vientre plano y una cintura delineada.

Los carbohidratos se clasifican en dos categorías:

LOS CARBOHIDRATOS SIMPLES

Los carbohidratos simples son alimentos con poco valor nutricional para tu organismo, ya que su alto contenido de azúcar y grasa, y su bajo aporte de fibra, los ubica como alimentos nocivos para tu salud y los convierte en enemigos de tu estética corporal.

Los carbohidratos simples como la lactosa (leche) o la sacarosa (el azúcar de mesa) son rápidamente absorbidos por tu cuerpo, provocando un aumento súbito de los niveles de azúcar en la sangre. Este aumento dura corto tiempo, dando lugar a un rápido descenso de los niveles de glucosa, y esto te produce nuevamente hambre y ansiedad por comer más y más. A la larga, esto puede ocasionarte problemas de salud serios porque si continúas sometiendo tu organismo a esta ruleta rusa en los niveles de glucosa, incrementas tus probabilidades de desarrollar enfermedades metabólicas como la diabetes.

Como si fuera poco, los carbohidratos simples en exceso pueden ser los causantes de la continua falta de energía y los principales responsables de la grasa localizada, de la celulitis, del sobrepeso y, en casos más severos, de la obesidad.

Una gran parte de los carbohidratos simples son alimentos refinados y procesados, como las galletas, los dulces, los cereales azucarados, el pan blanco, la pasta, las sodas, el azúcar de mesa, el arroz blanco y los pasteles, entre otros. Estos aportan una gran cantidad de kilocalorías, pero carecen de nutrientes, lo que los ha hecho ganarse a pulso el calificativo de "alimentos con kilocalorías vacías". Por tal motivo merecen nuestra indiferencia y ser expulsados de nuestra dieta.

Las frutas, los vegetales, la miel y los productos lácteos sin azúcar añadida están incluidos dentro de esta categoría, pero existen varias diferencias que los distancian sustancialmente de los productos procesados. Estos carbohidratos simples no refinados sí contienen una amplia gama de nutrientes vitales, como las vitaminas, los minerales, los antioxidantes, los ácidos grasos y las enzimas. También tienen una menor concentración de azúcar y un alto contenido de agua y fibra dietética esencial para regular los niveles de glucosa en la sangre.

Las frutas, la miel, los vegetales y los productos lácteos han formado parte de mi alimentación desde siempre. Mi consejo es que los utilices con moderación para que no se te acumulen en el cuerpo en depósitos de grasa. Opta siempre por lácteos bajos en grasa y azúcar y, en el caso de las frutas, evita comerlas en las horas finales del día, a excepción de los días de mi plan de desintoxicación. En las noches evita el consumo de carbohidratos y sustitúyelos por vegetales, que siempre son una excelente opción para una cena liviana y saludable.

LOS CARBOHIDRATOS COMPLEJOS

Los carbohidratos complejos son hidratos de carbono de absorción lenta que deben ser convertidos en glucosa para que puedan aportarle energía a tu organismo. A diferencia de los simples, tardan más tiempo en ser absorbidos, lo que te permite mantener bajo control los niveles de azúcar en la sangre. Al mismo tiempo, te brindan un combustible de larga duración. Como consecuencia, te ayudan a controlar el apetito y a sentirte satisfecho por más tiempo, evitando esos ataques de ansiedad que te incitan al consumo excesivo de kilocalorías.

Otro aspecto importante es que te aportan vitaminas, minerales y fibra, la cual también tiene incidencia en su lenta asimilación. Los cereales integrales (arroz integral, pan integral, pasta integral), la avena, la quinoa, el germen de trigo, el mijo, los salvados, los frutos secos y las semillas, las legumbres (lentejas, garbanzos, frijoles), la yuca, algunas hortalizas y verduras como la zanahoria, la remolacha, los espárragos, la calabaza y el maíz son ejemplos de carbohidratos complejos que, consumidos con moderación, no deben faltar en la alimentación de ninguna persona. El éxito está en prestarle extrema atención a las porciones y a los horarios en que los consumes. Si una de las funciones de estos alimentos es darte energía, por supuesto, no debes ingerirlos en la noche, cuando tu cuerpo disminuye su actividad y se dispone a descansar.

Cada grupo alimenticio tiene funciones específicas en el complejo funcionamiento de tu organismo. Desafortunadamente, en la actualidad los carbohidratos tienen una mala reputación y son rechazados por la mayoría de las personas que desean bajar de peso y ponerse en forma. Pero la verdad es que si tú eliges siempre una porción moderada de carbohidratos complejos, frutas, verduras y hortalizas —en vez de carbohidratos refinados, como el arroz blanco, el pan blanco, los pasteles, las galletas, etc.— podrás gozar de una buena salud física y mental, mantener altos tus niveles de energía, mejorar tu desempeño físico, lograr tus metas en el gimnasio, llegar a tu peso ideal, disfrutar de una figura envidiable y deleitar a las personas que te rodean con tu buen humor y actitud positiva.

Si no consumes la cantidad suficiente de carbohidratos puedes presentar:

Desbalance en el funcionamiento de tu organismo, ya que este utilizará las proteínas como fuente de energía y no metabolizará las grasas apropiadamente.

Debilidad y cansancio mental, puesto que tu cerebro no puede acumular la glucosa que necesita.

Problemas digestivos, como el estreñimiento y la inflamación abdominal, por deficiencia de fibra.

Disminución en los niveles de energía para cumplir con tus actividades diarias; agotamiento y fatiga.

Mal humor e irritabilidad porque los hidratos de carbono te ayudan a mantener regulados los niveles de serotonina en el cerebro, neurotransmisor que te produce la sensación de calma y buen estado de ánimo.

Aproximadamente el 55% de las kilocalorías diarias recomendadas debe provenir de las frutas, los vegetales, los productos lácteos y los carbohidratos complejos.

LA IMPORTANCIA DE LAS GRASAS

La creencia popular es que las grasas forman parte de una mala alimentación, hasta el punto de ser consideradas nocivas para la salud.

Pero la realidad es que son macronutrientes tan necesarios como los carbohidratos y las proteínas. Eso sí, no todas las grasas son saludables, por eso es muy importante que conozcas cuáles deben formar parte de tu dieta para lograr un funcionamiento equilibrado y mantener tus niveles de grasa corporal dentro de los rangos saludables y estéticos.

Ahora bien, quiero dejar en claro que, así como consumirlas en exceso es perjudicial para tu salud, excluirlas de tu plan alimenticio tampoco es recomendable. Si abusas de ellas te pueden causar problemas serios de salud, como aumento en los niveles de triglicéridos y colesterol, problemas cardiovasculares, aumento de la presión arterial y aumento del tejido adiposo que se manifiesta en acumulación de grasa (principalmente en el área abdominal), celulitis, sobrepeso en general y obesidad. Suprimirlas puede ocasionarte ciertos desórdenes, como impedir que pierdas peso, provocar que tu metabolismo se vuelva lento, causarte el temido estancamiento e incluso puede afectar la salud de tu piel y cabello, haciendo que luzcan marchitos y sin vida. Esto te demuestra la importancia de consumir las grasas moderadamente, porque son los alimentos que más kilocalorías te aportan. El contenido de kilocalorías por cada gramo de grasa es más del doble de las kilocalorías de las proteínas y de los carbohidratos:

Proteínas	4 kilocalorías/gramo
Carbohidratos	4 kilocalorías/gramo
Grasas	9 kilocalorías/gramo

Es por esto que la Asociación Estadounidense del Corazón (AHA, por sus siglas en inglés) recomienda que el 30% de las kilocalorías diarias que ingieras provengan de grasas saludables. Para que conozcas las que debes consumir sin arriesgar tu salud e identifiques las que debes eliminar de tu dieta, a continuación te explico los tipos de grasas que existen y cuáles alimentos las contienen. De esta forma tendrás esta información a mano y podrás erradicar de tu vida las que son nocivas para tu organismo.

Las grasas se clasifican en los siguientes grupos:

LAS GRASAS INSATURADAS

Las grasas insaturadas son también conocidas como "grasas buenas" o "grasas saludables". Le deben este nombre a su contenido de ácidos grasos esenciales, nutrientes que no son producidos por tu organismo. Por esa razón debes ingerirlos a través de la dieta, pues son necesarios para el desarrollo de varias funciones fisiológicas. Se subdividen en:

Grasas monoinsaturadas: Estas grasas principalmente provienen del reino vegetal y a temperatura ambiente se encuentran en estado líquido. Un ejemplo de este tipo de grasas es el ácido Omega 9, que puedes encontrar principalmente en el aceite de oliva, el aceite de aguacate, el aceite de canola, los aceites de semillas, las aceitunas, los frutos secos, las semillas y el aguacate.

Grasas poliinsaturadas: Estas grasas incluyen la familia de los ácidos grasos Omega 3 y Omega 6, cuyo consumo es esencial porque tu organismo no los puede producir, pero los necesita para realizar muchos procesos. Los alimentos que contienen Omega 3 son los pescados azules, especialmente el salmón y las sardinas, las semillas de chía, las semillas de lino y las semillas de calabaza.

Los alimentos que contienen Omega 6 son las nueces, los cereales, la mayoría de los aceites vegetales, el aceite de soja, el aceite de cáñamo (*hemp*) y los huevos, entre otros.

Tanto las grasas monoinsaturadas como las poliinsaturadas tienen múltiples beneficios para tu salud, como participar en la regulación de la temperatura corporal; proteger órganos como el corazón y los riñones; y aportar, transportar y facilitar la absorción de las vitaminas liposolubles A, D, E y K. También son necesarias para un adecuado funcionamiento hormonal.

LAS GRASAS SATURADAS

Las grasas saturadas, conocidas como "grasas malas", debes evitarlas al máximo porque si las consumes en exceso te pueden elevar los niveles de colesterol malo, incrementando en gran medida tu riesgo de padecer enfermedades del corazón y otros problemas de salud serios. Se encuentran principalmente en alimentos de origen animal y productos lácteos enteros, pero también en alimentos fritos y procesados, y en comidas envasadas.

Estos son algunos alimentos muy comunes en la alimentación diaria de la población en general que tienen altos contenidos de ácidos grasos saturados:

- Carnes (vaca, cerdo, cordero)
- Embutidos (salchichas, chorizos, salami, jamón, mortadela, longaniza)
- Leche entera
- Manteca
- Quesos maduros
- Crema de leche
- Tocino y tocineta

- Helado
- Mantequilla
- Hamburguesas
- Pizza
- Salsa de tomate y mayonesa
- Pasteles
- Bizcochos, entre otros

Dentro del mundo vegetal no existen muchos alimentos con grasas saturadas, ya que las plantas carecen de este tipo de ácidos grasos, pero aun así se pueden encontrar en algunos aceites vegetales, como el aceite de palma. Ahora, cuando se trata de alimentos sin etiqueta y no estás seguro de si contienen grasa saturada o no, simplemente ten en cuenta que estas grasas son sólidas a temperatura ambiente, como en el caso de la carne, que cuando contiene grasa entre las fibras o a su alrededor, puedes detectarla fácilmente.

Un aceite vegetal que es muy saludable para tu salud aunque contiene grasas saturadas es el aceite virgen de coco. Seguramente estarás pensando que esto es una contradicción, pero no; este aceite es una excepción porque, además de grasas saturadas también cuenta con una amalgama de nutrientes naturales que lo convierten en una alternativa ideal para la preparación de tus alimentos calientes. A pesar de que recomiendo evitar el consumo de alimentos fritos, si en algún momento necesitas aceite para prepararlos, te sugiero precisamente usar el aceite de coco, que tiene una mayor resistencia a la temperatura, haciendo que no sufra daño ni pierda sus propiedades cuando cocinas con él. Pero aquí no se limitan sus beneficios, porque también promueve la salud del corazón, estimula el metabolismo, favorece el funcionamiento de la glándula tiroides y mantiene sana y bella la apariencia de la piel y del cabello.

Para que evites todos los efectos nocivos de las grasas saturadas es muy importante que le des prioridad a los siguientes alimentos: las carnes blancas sin piel, el pescado y los quesos y otros productos lácteos bajos en grasa. Revisa con detenimiento el contenido de grasas saturadas en las etiquetas de los alimentos y limita el consumo de yemas de huevo de tres a cinco veces por semana. Aunque esta parte del huevo te aporta una gran cantidad de vitaminas y minerales, también es donde se concentran toda la grasa y el colesterol, por lo tanto te recomiendo ingerir la cantidad recomendada y los días restantes optar solo por las claras, que es donde se concentran más de la mitad de las proteínas y las vitaminas, y no contienen grasa. Pero toda regla tiene su excepción. Si tu consumo de carnes y pescados es limitado o si tienes una vida activa y haces ejercicio con frecuencia, puedes aumentar el consumo semanal de huevos completos.

LAS GRASAS TRANS

Las grasas trans son grasas que han sido sometidas a un proceso de "hidrogenación" para convertir aceites vegetales líquidos en grasas sólidas. El objetivo de este proceso artificial es darle más textura y alargar su vida útil para poder ser utilizadas y reutilizadas. Por ejemplo, las grasas trans se utilizan mucho en los restaurantes de comida rápida y en los productos de repostería, donde son muy usadas para conseguir consistencia y mejor sabor, y para poder vender los productos a precios más económicos.

Los ácidos grasos trans pueden ser extremadamente peligrosos para tu corazón porque suben los niveles de colesterol malo y disminuyen los niveles de colesterol bueno (HDL, por sus siglas en inglés), poniendo en gran peligro tu salud cardiovascular, además de estar asociados con el riesgo de desarrollar algunos tipos de cáncer.

Estos son algunos alimentos con altos contenidos de ácidos grasos trans:

- Hamburguesas
- Papas fritas
- Donas, galletas y dulces
- Crema no láctea para el café
- Pizzas y productos congelados

- Margarina de barra
- Panes como el *croissant* y hojaldres

Las grasas trans a veces son tomadas a la ligera, pero la realidad es que son un veneno silencioso que ataca lentamente a tu cuerpo porque la mayoría de la población las está consumiendo desmesuradamente, ya que son utilizadas cada vez más en diferentes industrias alimenticias. La situación es tan alarmante que la misma OMS ha recomendado que su consumo sea inferior al 1% de la ingesta diaria de kilocalorías.

Es un hecho que tu organismo depende de estos tres macronutrientes (proteínas, carbohidratos y grasas) para un funcionamiento normal, ya que son los únicos nutrientes que te aportan kilocalorías y energía para tus actividades diarias, incluyendo el ejercicio. Ahora bien, cuando los consumes en las proporciones indicadas y sigues un plan de entrenamiento apropiado, cada uno puede realizar su función a cabalidad, logrando que todos los sistemas de tu organismo funcionen en armonía al contar con la materia prima necesaria para hacerlo. De esta manera te surtirá mayor efecto el ejercicio que realices.

Tu cuerpo convierte cada uno de estos nutrientes en energía, pero cada uno funciona de manera diferente. Los carbohidratos que consumes se transforman en glucosa, que se utiliza como energía, pero tu cuerpo reserva cierta cantidad de glucosa en el hígado y en los músculos en forma de glucógeno para su uso posterior. De esta manera, cuando haces ejercicios de alta intensidad como entrenamientos de pesas e intervalos intensos, esta será la fuente de energía que utilizarás, así que, a mayor intensidad, mayores serán las necesidades de glucógeno y más carbohidratos quemarás.

Las grasas también son utilizadas como fuente de energía, ya que tu cuerpo las descompone en ácidos grasos que reserva en el tejido adiposo para luego utilizarlos principalmente en ejercicios de baja y mediana intensidad pero de larga duración. Un ejemplo claro de esto son los maratonistas, que mantienen un nivel de intensidad moderado por largo tiempo. Si los detallas, son personas delgadas con porcentajes de grasa muy bajos.

En el caso de las proteínas, el gasto de ellas como energía es menor en condiciones equilibradas, pero si no consumes los carbohidratos y las grasas necesarias, tu cuerpo acudirá a ellas como fuente de energía, ocasionándote un desbalance que puede desencadenar la pérdida de masa muscular. En condiciones normales en las que todos los nutrientes están balanceados y en su justa medida, los aminoácidos que resultan de la descomposición de las proteínas pueden cumplir su función creadora y reparadora de fibras musculares para dar paso a un cuerpo tonificado y bajo en grasa, que es el objetivo principal de la mayoría de las personas.

Otra información importante que debes conocer es el efecto termogénico de los tres macronutrientes. Es decir, la cantidad de energía que tu cuerpo utiliza para realizar la digestión, absorción y metabolismo de cada uno de ellos. Las proteínas son las que mayor efecto termogénico tienen; tu cuerpo utiliza el 27 % de las kilocalorías que te aportan en su digestión, mientras que solo utiliza el 5% en el caso de los carbohidratos y de las grasas.

Como ves, el calificativo de macronutrientes les queda como anillo al dedo por su injerencia en tu salud y su repercusión positiva en tu progreso físico. Al ser tus dispensadores constantes de energía para tener un mejor rendimiento deportivo y conseguir tu peso ideal, te proveen los nutrientes para aumentar tu masa muscular y mantener la elasticidad y firmeza de tu piel, y son los encargados de revitalizar y recuperar tu organismo para que cada vez entrenes con más fuerza y veas resultados óptimos en corto tiempo.

Pero estos no son los únicos nutrientes que necesitas. También existen los micronutrientes: las vitaminas y los minerales que cumplen funciones extremadamente importantes para tu salud, belleza y rendimiento físico. A continuación te indico cuáles son los micronutrientes más relevantes.

LA IMPORTANCIA DE LAS VITAMINAS

Las vitaminas son nutrientes imprescindibles para la vida que, ingeridas de forma equilibrada y en dosis esenciales, promueven el correcto funcionamiento fisiológico. Todas las vitaminas tienen funciones muy específicas en el organismo, pero es importante tener en cuenta que la gran mayoría de ellas no pueden ser producidas por el cuerpo humano, por lo tanto siempre deben formar parte de la alimentación diaria para evitar deficiencias. No hay alimento mágico que contenga todas las vitaminas; solo la combinación adecuada de los diversos grupos alimenticios permite cubrir los requerimientos diarios de todos los nutrientes esenciales para la vida.

Estas son las 13 vitaminas esenciales para que tu cuerpo funcione correctamente:

- Ácido fólico
- Vitamina A
- Vitamina B1 o tiamina
- Vitamina B2 o riboflavina
- Vitamina B3 o niacina
- Vitamina B5 o ácido pantoténico
- Vitamina B6 o piridoxina
- Vitamina B8/Vitamina H o biotina
- Vitamina B12
- Vitamina C
- Vitamina D
- Vitamina E
- Vitamina K

Las vitaminas se agrupan en dos categorías:

LAS VITAMINAS LIPOSOLUBLES

Las vitaminas liposolubles son las que se disuelven en las grasas y en los aceites. Se encuentran en el hígado y en los tejidos grasos.

Debido a esta capacidad de almacenarse en la grasa del cuerpo, no es necesario tomarlas todos los días, a no ser que requieras una dosis especial. A este grupo pertenecen cuatro vitaminas: A, D, E y K.

Vitamina A

La función principal de la vitamina A es reparar los tejidos de tu organismo para mantener la piel y las membranas en buen estado y para crear y proteger tus huesos, cabello, uñas y dientes. Además forma parte de la retina del ojo, y por eso es tan importante para la salud de la vista.

La vitamina A también es considerada un potente antioxidante capaz de neutralizar los efectos negativos de los radicales libres, que son los causantes de serias enfermedades crónicas y determinantes en los procesos de envejecimiento prematuro.

Fuentes alimenticias:

Hígado

Yemas de huevo

Leche

Carnes magras

Quesos

Espinacas

Pimienta cayena

Zanahorias

Betabel o remolacha

Calabazas

Papas dulces

Lechugas

Col rizada

También hay otras vías para obtener la vitamina A, y es por medio de los carotenoides, pigmentos de color fuerte que encuentras en alimentos de origen vegetal y que tu cuerpo tiene la propiedad de transformar en vitamina A. Uno de los más conocidos es el beta caroteno, que encuentras en: zanahorias, calabazas, camotes, melones, brócoli, etc.

Vitamina D

La vitamina D también se conoce como "la vitamina del sol" debido a que es la única que tu cuerpo puede producir, pero para que esto ocurra necesita la exposición directa al sol. Esta vitamina le ayuda a tu cuerpo a absorber el calcio, el cual es necesario para el desarrollo normal y el mantenimiento de dientes y huesos sanos. Muy pocos alimentos contienen la vitamina D de manera natural, por eso muchos productos son enriquecidos o fortificados con esta vitamina.

Fuentes alimenticias:

Leche y productos lácteos enriquecidos

Cereales enriquecidos

Champiñones

Pescado

Aceites de hígado de pescado

Vitamina E

Tiene como función principal actuar como antioxidante. Es como un escudo protector de las membranas de las células para que no envejezcan y no se deterioren por la acción de los radicales libres. Además, la vitamina E mantiene el sistema inmunológico fuerte frente a virus y bacterias, ayudándote a prevenir el temido cáncer.

Fuentes alimenticias:

Hortalizas de hojas verdes oscuras (espinacas, brócoli, espárragos)

Nueces

Almendras

Aceites vegetales

Semillas de girasol

Cúrcuma

Pimienta cayena

Germen de trigo y aceite de germen de trigo

Cereales fortificados o enriquecidos con vitamina E

Vitamina K

La vitamina K cumple principalmente funciones ligadas a la coagulación de la sangre. Sin la presencia de esta, la sangre no podría coagularse. Por tal motivo es muy importante para detener el sangrado por heridas y el sangrado por la nariz y para evitar hemorragias internas y externas.

Fuentes alimenticias:

Perejil

Lechuga

Verduras de hojas verdes oscuras (espinacas, apio, col rizada, brócoli, col de Bruselas)

Kiwis

Aceite de soja

Garbanzos

Pimientos

Aguacates

LAS VITAMINAS HIDROSOLUBLES

Las vitaminas hidrosolubles se disuelven en agua. A diferencia de las vitaminas liposolubles, no se almacenan en el organismo, por lo tanto debes ingerirlas regularmente en tu alimentación.

Vitamina C

Esta vitamina es un poderoso antioxidante indispensable para estimular la producción de colágeno, proteína necesaria para la cicatrización de las heridas y para la formación de nuevos tejidos en el caso de fracturas, roturas de ligamentos o problemas musculares. Es importante en el crecimiento y reparación de los tejidos de la piel, los dientes, las encías, los huesos y los vasos sanguíneos y para la metabolización de las grasas; por eso se le atribuye el poder de reducir el colesterol y de colaborar exitosamente en el proceso de quemar grasa y en la pérdida de peso.

Es muy importante que consumas vitamina C diariamente por su gran capacidad para fortalecer tu sistema inmunológico y por ser determinante en la absorción del hierro para prevenir la anemia. No se te olvide que es hidrosoluble; por lo tanto es esencial que la suplas diariamente.

Es una gran aliada de tu belleza porque estimula la producción del colágeno y repara el tejido conectivo, permitiendo la unión de las células que necesitan de esta vitamina para dar paso a una piel más suave, tersa y lozana.

Lo más recomendable es comer frutas y verduras frescas, puesto que la acción del calor destruye la vitamina C. Además, cuando entra en contacto con el aire se oxida y pierde sus propiedades, así que tenlo muy presente a la hora de prepararte un jugo de naranja o de toronja, porque debes beberlo inmediatamente para que no pierdas sus beneficios.

Fuentes alimenticias:

Ciruelas kakadu

Fresas

Guayabas

Melones

Mangos

Kiwis

Pimientos rojos

Tomates

Perejil

Hinojos

Brócoli

Coles de Bruselas

Frutas cítricas (limón, naranja, mandarina, toronja, lima)

Vitamina B1 o tiamina

Juega un papel decisivo en el metabolismo de las proteínas, las grasas y los hidratos de carbono, principalmente para producir energía. Es una vitamina muy importante para los deportistas o personas que realizan ejercicio con regularidad porque ayuda a mejorar el rendimiento deportivo. También es necesaria para que mantengas un apropiado funcionamiento del sistema nervioso y digestivo.

Es indispensable para que tu cerebro pueda absorber la glucosa que necesita. El déficit de esta vitamina te puede ocasionar cansancio, falta de memoria, fatiga, poca agilidad mental y hasta depresión.

Fuentes alimenticias:

Carnes magras

Avena

Frijoles

Semillas de sésamo

Semillas de chía

Frutos secos

Cereales integrales

Vitamina B2 o riboflavina

Trabaja en conjunto con otras vitaminas del complejo B y es importante para el crecimiento corporal y la producción de glóbulos rojos. Igualmente es muy necesaria para la formación de enzimas que luego serán las encargadas de convertir en energía las grasas, los carbohidratos y las proteínas que ingieres en los alimentos. Además, estimula las propiedades antioxidantes de la vitamina E y ayuda a que las células de tu piel, cabello y uñas estén sanas.

Fuentes alimenticias:

Leche y sus derivados

Hígado

Huevos

Pimientos

Carnes magras

Pescados

Legumbres

Almendras

Espárragos

Vitamina B3 o niacina

La niacina te ayuda a conservar sanos los tejidos y las mucosas del sistema digestivo, mantiene equilibrado el sistema nervioso y es muy efectiva en algunos tratamientos contra el insomnio. Además, favorece tu circulación al relajar los vasos sanguíneos para que haya un mejor fluido de la sangre, actúa junto a las vitaminas del complejo B en la obtención de energía a partir del proceso metabólico de los hidratos de carbono y mejora tu tono muscular.

Fuentes alimenticias:

Levadura de cerveza

Carnes magras

Hígado

Legumbres

Semillas de sésamo

Semillas de chía

Frutos secos

Cereales integrales

Espárragos

Tomates

Zanahorias

Jengibre

Vitamina B5 o ácido pantoténico

Es necesaria para que tu organismo forme los anticuerpos que mantienen fortalecido tu sistema inmunológico. Interviene en la formación de la insulina, es indispensable para la síntesis del hierro y participa en la descomposición de las proteínas, los carbohidratos y las grasas en moléculas más simples para que puedan ser asimiladas por el organismo. Es necesaria para la formación de las hormonas que controlan el estrés y ayuda a eliminar las sustancias tóxicas.

Fuentes alimenticias:

Huevos

Carnes blancas

Legumbres

Cereales integrales (arroz integral, centeno, cebada, avena, mijo)

Setas

Aguacates

Maíz

Sandías

Naranjas

Vitamina B6 o piridoxina

Incrementa tu rendimiento deportivo, proporcionándoles mayor vigor y fuerza a tus músculos. Por tal motivo, puede ser de gran ayuda si quieres ponerte en forma y bajar de peso, ya que además contribuye a que obtengas la energía de los hidratos de carbono que consumes y de las grasas que ya tienes acumuladas. Ten presente que una de las principales funciones de la vitamina B6 es descomponer las proteínas, por lo tanto, a mayor consumo de estas, mayor debe ser también el consumo de la vitamina B6. Adicionalmente, soporta tu sistema nervioso, mejora tu salud emocional, interviene en la formación de hemoglobina en la sangre, regula tu actividad hormonal y mejora tu circulación.

Fuentes alimenticias:

Pollo

Carnes

Hígado

Salmón

Atún

Nueces

Verduras
Semillas de girasol
Bananos
Granos y cereales integrales
Legumbres como la soja

Vitamina B8/Vitamina H o biotina

Esta es una vitamina fundamental que debes consumir para metabolizar eficientemente las grasas, proteínas e hidratos de carbono. También se encarga de transformar la glucosa en energía, interviene en la formación de hemoglobina y mantiene saludables las células de tejidos como la piel, el cabello y las uñas. Muchos trastornos como la caída del cabello y el pelo quebradizo pueden estar relacionados con la deficiencia de esta vitamina, y también algunos problemas de la piel, como las erupciones y la piel seca.

Fuentes alimenticias:
Pescados azules (salmón, atún, caballa, sardina)
Leche
Soja
Lentejas
Nueces
Cacahuates
Coliflor
Setas
Manzanas
Moras
Uvas

Vitamina B12

Es una vitamina muy importante para tu organismo, ya que interviene en múltiples funciones, como la formación de glóbulos rojos. Es necesaria para la transformación de los ácidos grasos en energía, factor que te ayuda a evitar la sensación de agotamiento y fatiga.

Además te ayuda a mantener las reservas de energía de los músculos y también promueve el buen funcionamiento de tu sistema inmunológico.

Fuentes alimenticias:

Pescados (salmón, atún, sardina)

Huevos

Carnes

Carnes blancas

Hígado

Productos lácteos y sus derivados (quesos, yogur, requesón)

Cereales fortificados o enriquecidos con esta vitamina

Los alimentos de origen vegetal que contienen la vitamina B12 tienen cantidades muy bajas, así que los vegetarianos estrictos que no comen ningún alimento de origen animal deben tomar suplementos de esta vitamina para evitar su deficiencia.

Ácido fólico

Es necesario en la formación de los ácidos nucleicos que transportan la información genética a las células. En el caso de las mujeres embarazadas o que piensen hacerlo, es primordial que consuman ácido fólico, puesto que su deficiencia puede ocasionar anomalías congénitas. Por eso es tan importante que hablen esto con su médico para que él sea quien determine la dosis necesaria en cada caso.

Entre otras importantes funciones del ácido fólico también se destacan las de prevenir diferentes tipos de cáncer y la anemia, facilitar la digestión, regular los niveles de histamina necesaria para combatir las alergias y reducir el riesgo de enfermedades cardiovasculares.

Fuentes alimenticias:

Pollo

Leche y sus derivados

Quinoa
Lentejas
Lechugas romanas
Coles de Bruselas
Espinacas
Espárragos
Aguacates
Naranjas
Melones

LA IMPORTANCIA DE LOS MINERALES

La mayoría de las personas, cuando seleccionan una comida, lo hacen basándose únicamente en el aporte de proteínas, carbohidratos y grasas. Pero esta es una valoración muy pobre, ya que los alimentos también aportan una gran cantidad de micronutrientes importantes, como los minerales, que son indispensables para el disfrute de una buena salud.

Los minerales son sustancias inorgánicas que se encuentran ampliamente en la naturaleza y que también están presentes en los alimentos. Son componentes esenciales para el ser humano, ya que no son sintetizados por el organismo y deben ser ingeridos a través de una correcta alimentación que abarque todos los grupos alimenticios. Es importante anotar que los minerales, a diferencia de las proteínas, los carbohidratos y las grasas, no tienen función energética o sea, no te aportan kilocalorías, solo sustancias nutritivas indispensables para el adecuado funcionamiento de todo tu organismo.

CLASIFICACIÓN DE LOS MINERALES

La clasificación de los minerales se realiza según la necesidad de consumo de cada uno de ellos; si la recomendación supera los

100 mg al día quiere decir que es un macromineral, pero si la dosis recomendada es inferior a 100 mg al día, el mineral clasifica dentro de la categoría de micromineral. Esta clasificación no se basa en la importancia de los minerales para la salud, sino en la cantidad diaria recomendada. Ahora bien, quiero recalcar que todos los minerales son muy importantes porque cumplen diversas funciones en el organismo, y muchas de estas dependen de la presencia de otros minerales o de algunas vitaminas para ser ejecutadas.

LOS MACROMINERALES

EL CALCIO

El calcio es un macromineral que cumple una importante función estructural en tu organismo, al ser parte integral de los huesos y los dientes. Sin embargo, para asegurar la fijación del calcio en el sistema óseo es necesaria la presencia de la vitamina D. Del total del calcio que ingieres en los alimentos, únicamente absorbes entre el 20% y el 40%, y para ello tu organismo también requiere de la presencia de la vitamina D.

El calcio es el mineral más abundante en tu cuerpo y tiene unas recomendaciones de consumo relativamente elevadas por ser esencial en la formación del esqueleto humano. Esto ratifica la importancia de proporcionarles a tus niños las dosis indicadas durante la infancia y la adolescencia. Además, durante el embarazo y la lactancia las necesidades de calcio aumentan de manera significativa, así que consulta con tu médico para determinar cuál es la tuya.

En la edad adulta y en la vejez también es muy importante que ingieras los niveles adecuados de calcio para reponer la pérdida de este mineral y combatir una de las enfermedades más comunes en esta etapa de la vida: la osteoporosis.

Entre las principales funciones del calcio se destacan:

El desarrollo de huesos y dientes fuertes.

La coagulación de la sangre.

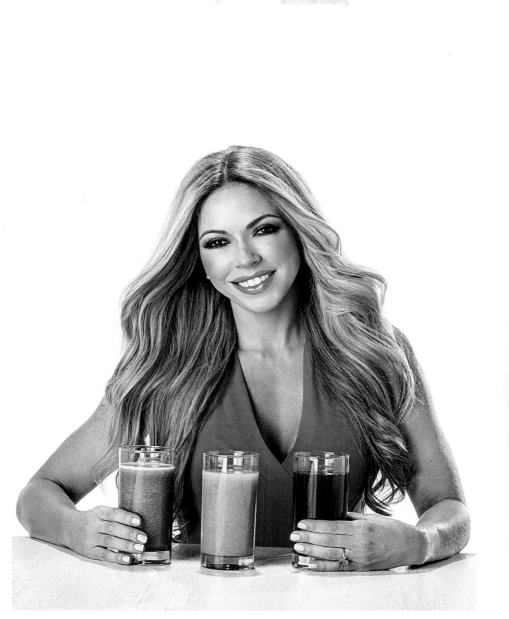

El licuado para el desayuno (izquierda; página 29); el licuado para el almuerzo (medio; página 34); y el jugo para la cena de mi plan de desintoxicación (derecha; página 37)

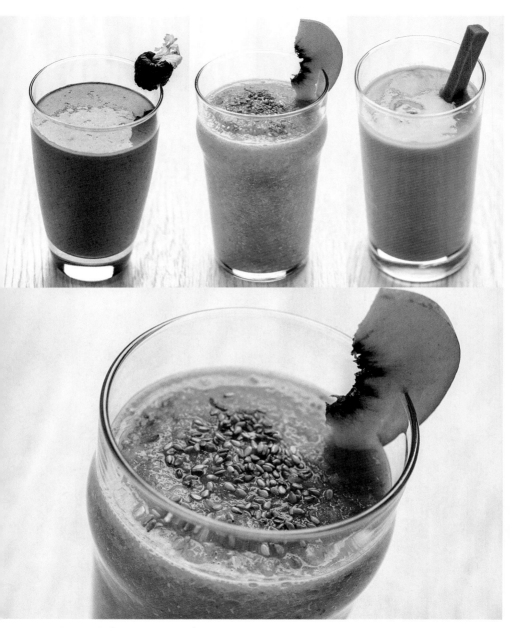

Batido de frambuesas y arándanos con *müesli* que puede reemplazar un desayuno (izquierda; página 91). Licuado de manzana, durazno y quinoa germinada que puede reemplazar un almuerzo (medio y abajo, página 95). Licuado de tomate, aguacate, chayote y Spirulina que puede reemplazar una cena (derecha; página 100).

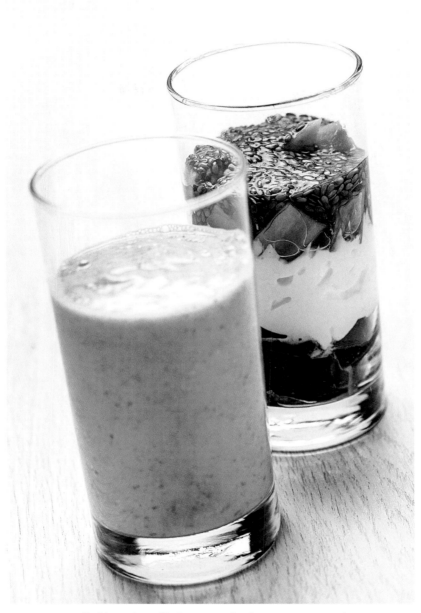

Batido antiestreñimiento con ciruela, papaya, yogur griego y semillas de lino (página 146)

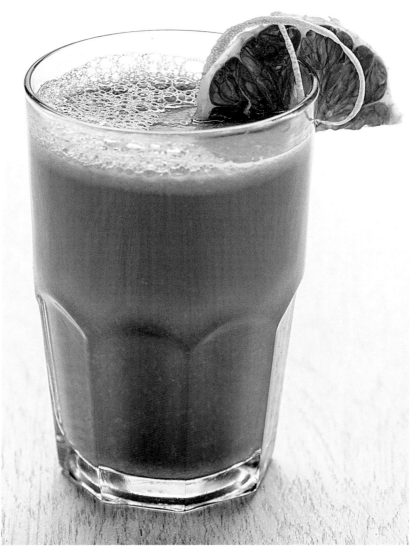

Jugo para exterminar la celulitis con toronja, jengibre,
cúrcuma y pimienta cayena (página 142)

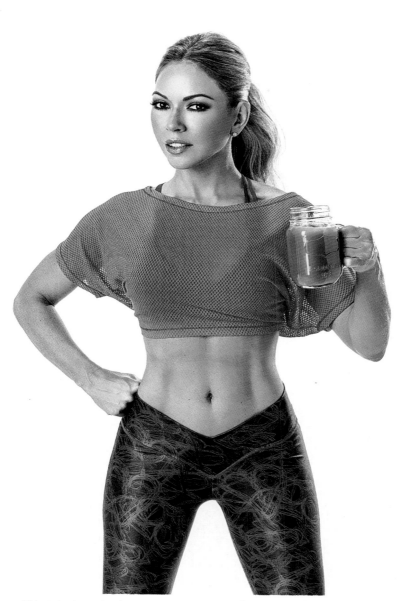

El jugo incinerador de grasa con manzana, cúrcuma y limón (página 121)

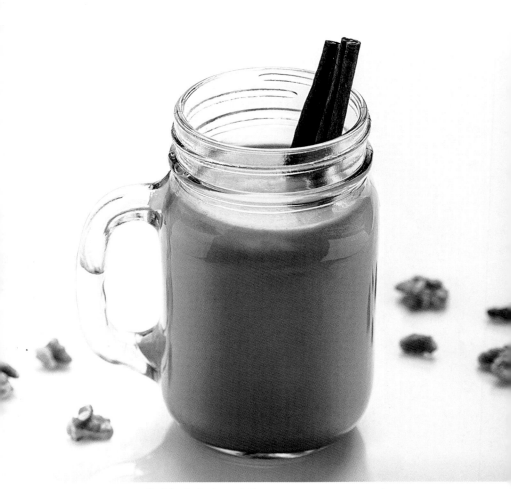

Batido de leche, gelatina y nueces para consumir
como merienda en la tarde (página 108)

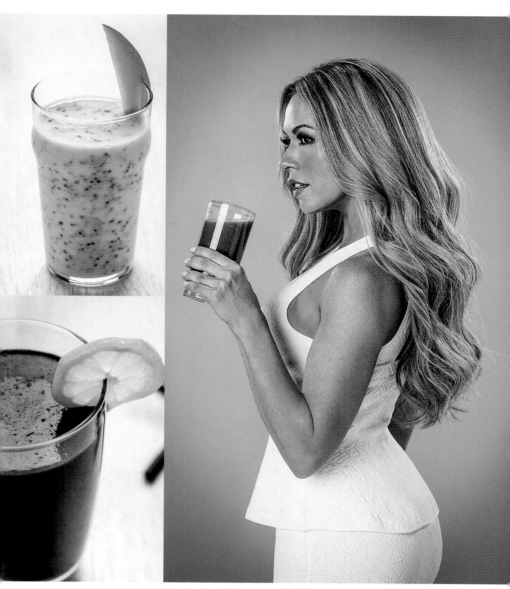

Licuado energético con mango, quinoa roja y semillas de chía (arriba; página 152).
El licuado para embellecer tu piel, cabello y uñas con guayaba, fresa y aloe vera o
sábila (derecha; página 156). Jugo puro y concentrado para darle un impulso a tu
salud y realzar tu belleza (abajo; página 166).

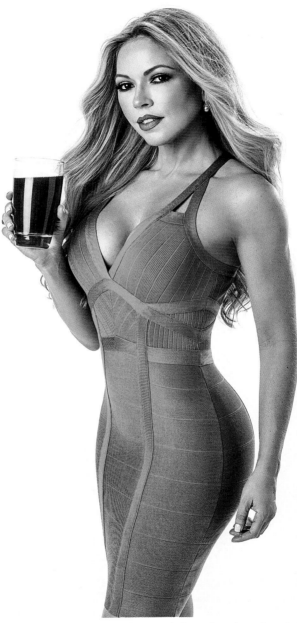

El jugo puro y concentrado para darle un impulso a tu salud
y realzar tu belleza (página 166)

El envío y recepción de señales nerviosas.
La contracción y relajación muscular.
La secreción de hormonas y otros químicos.
El mantenimiento de un ritmo cardíaco normal.

Fuentes alimenticias:
Leche
Quesos
Yogur
Huevos
Lenguado
Sardinas
Salmón
Lentejas
Judías blancas
Soja
Espinacas
Cebollas
Berros

EL FÓSFORO

El fósforo es el segundo mineral más abundante en tu organismo. Se absorbe en el intestino y es almacenado en los huesos y los dientes, junto al calcio.

Este macromineral cumple un papel importante en la transformación de los carbohidratos y de las grasas como energía y también es necesario para que tu organismo produzca proteínas para el crecimiento, la conservación y la reparación de células y tejidos.

Otras funciones en las que interviene el fósforo son:

Estimula las contracciones musculares, incluyendo el músculo cardíaco.

Su presencia es necesaria para el correcto funcionamiento de los riñones.

Forma parte de los huesos y disminuye la pérdida de masa ósea.

Actúa como productor y como reserva de energía. Es indispensable para un buen rendimiento físico.

Forma parte del ácido desoxirribonucleico (ADN) y del ácido ribonucleico (ARN), los cuales transfieren la información genética.

Participa en la formación de numerosas enzimas.

Previene la caries dental.

Fuentes alimenticias:

Quesos

Sardinas

Mariscos

Huevos

Carnes de ave

Leche

Avena

Cebada

Quinoa

Almendras

EL MAGNESIO

El magnesio es un macromineral indispensable para la vida humana. Es necesario para más de 300 funciones y procesos que se llevan a cabo en tu organismo. Cumple una función estructural, al ser parte de tus huesos y tejidos, e igualmente cumple una función reguladora, participando en muchas reacciones de obtención de energía que se realizan en el interior de tus células.

Entre sus principales funciones se destacan:

Forma parte de la estructura ósea e interviene en el mantenimiento de dientes, corazón y huesos sanos.

Es esencial para el funcionamiento del sistema muscular; incluso actúa como relajante muscular.

Mantiene constantes los latidos del corazón.

Ayuda a regular los niveles de glucosa en la sangre.

Participa en la producción de energía por medio de la activación de las enzimas encargadas de liberar la glucosa.

Fuentes alimenticias:

Alimentos ricos en clorofila, como los germinados

Espinacas

Acelgas

Nueces

Almendras

Avellanas

Pistachos

Semillas de girasol, de calabaza y de sésamo

Aguacates

Jengibre

Especias como la albahaca y el cilantro seco

Legumbres (soja, garbanzos y lentejas)

Cereales (mijo, arroz y trigo)

EL AZUFRE

El azufre es también considerado un macromineral esencial para la vida, ya que está presente en las células y forma parte estructural de la composición de algunas hormonas, vitaminas y aminoácidos. Por eso es tan importante en la síntesis de las proteínas.

El azufre se encuentra presente en la queratina, y además participa en la síntesis del colágeno. Con los años, la deficiencia de azufre puede ocasionarte pérdida de elasticidad, arrugas en la piel, flacidez, rigidez muscular y dolor en las articulaciones.

Principales funciones:

Desintoxica tu organismo uniéndose a los productos tóxicos para neutralizarlos y eliminarlos.

Participa en la conversión de los carbohidratos y de las grasas en energía.

Forma parte de los aminoácidos que ayudan a tu cuerpo a construir tejidos.

Es indispensable para que la queratina, sustancia proteínica en tu piel, cabello y uñas, y el colágeno se sinteticen.

Colabora con el hígado para una adecuada secreción biliar.

Fuentes alimenticias:
Carnes magras
Pescados
Productos lácteos
Quesos
Ajo
Cebollas
Col rizada (*kale*)
Espárragos
Legumbres

EL CLORO

Este macromineral está asociado con otros elementos, como el sodio, porque juntos conforman el cloruro de sodio, más conocido como la sal común que utilizas a diario para preparar los alimentos. La mayor parte del cloro presente en tu organismo proviene de la sal de cocina. Se almacena en algunos tejidos de la piel y los huesos, pero es necesario que lo consumas en la alimentación para evitar deficiencias.

Cumple funciones muy importantes, entre las que se destacan:

Descompone los alimentos que ingieres en sustancias más pequeñas para que sean digeridas y absorbidas durante la digestión.

Estimula la producción de jugos gástricos, lo que no solo te facilita la digestión, sino que también favorece la depuración y limpieza del hígado de sustancias tóxicas.

El cloro, junto con el sodio y el potasio, son electrolitos que mantienen el balance de los líquidos en tu cuerpo. Un desequilibrio de estos minerales te puede causar retención de líquido o anomalías en la presión arterial.

Interviene en el adecuado funcionamiento de tus músculos, al permitir que estos se contraigan apropiadamente.

Ayuda a mantener en buen estado la salud de tus articulaciones y tendones.

Es un regulador del pH de tu cuerpo y del proceso de eliminación de fluidos, como el sudor y la orina, para mantener el equilibrio hídrico.

Fuentes alimenticias:
Sal de mesa
Sal rosa del Himalaya
Algas marinas
Carnes
Aceitunas
Leche y sus derivados
Huevos
Agua clorada

EL SODIO

El sodio es un macromineral que forma parte de la sal de mesa. Junto con el cloro y el potasio, son electrolitos que cumplen funciones muy importantes en la regulación de las concentraciones de líquidos en tu cuerpo. Son necesarios para que tus nervios y músculos funcionen correctamente.

Ten en cuenta que con el sodio presente en los alimentos de forma natural, sería suficiente para que cumplieras con la dosis máxima recomendada por la OMS, que es de 2.000 mg al día para un adulto sano, lo que equivale a una cucharadita de sal. Pero en la actualidad la mayoría de la población ingiere mucha más sal en la dieta de la que debería. Este exceso puede producir retención de líquido, inflamación del abdomen, edemas, celulitis y, en casos más severos, cálculos renales, hipertensión arterial y graves problemas cardiovasculares.

Para que garantices un consumo moderado de sodio diario es importante que leas las etiquetas de los productos para que siempre elijas los más bajos en sodio; prepares los alimentos con sal del Himalaya en pocas cantidades; evites sazonadores y condimentos altos en sodio como la salsa de soja, y más bien recurras al ajo, jengibre, limón, apio, naranja agria o amarga, champiñones, cebolla, tomate, especias, hierbas, pimienta y paprika para darle sabor a tus comidas de forma natural. Así que cada vez que vayas al supermercado y compres tus productos favoritos, lee con detenimiento las etiquetas y escoge preferiblemente los que te aporten las siguientes cantidades:

- "Sin sal/sodio" son alimentos que contienen menos de 5 mg de sodio por porción.
- "Muy bajo en sodio" son alimentos que contienen 35 mg o menos de sodio por porción.
- "Bajo en sodio" son alimentos que contienen 140 mg o menos de sodio por porción.

Los productos procesados tienen un contenido de sodio que puedes revisar en las etiquetas, pero también es importante que sepas que los productos naturales o crudos como los mariscos, los vegetales, los huevos, las algas, las carnes crudas, la leche, etc., contienen sodio por sí solos.

A continuación menciono algunos ejemplos de alimentos naturales y su contenido en sodio por 100 gramos de producto:

Pulpo	230 mg de sodio
Clara de huevo	166 mg de sodio
Alcachofas	94 mg de sodio

Apio	80 mg de sodio
Espinacas	79 mg de sodio
Zanahorias	69 mg de sodio
Pechuga de pavo sin piel	67 mg de sodio
Col rizada (*kale*)	43 mg de sodio
Leche	44 mg de sodio
Semillas de lino	30 mg de sodio
Brócoli	33 mg de sodio
Aguacates	7 mg de sodio
Papaya	3 mg de sodio

Principales funciones:

Mantiene el equilibrio de líquidos, puesto que debe existir un balance entre el sodio que ingieres y el sodio que eliminas.

Regula tu ritmo cardíaco.

Interviene en la contracción de tus músculos y previene los calambres musculares.

Participa en la transmisión de los impulsos nerviosos.

Permite la absorción de otros minerales y nutrientes en el intestino delgado.

Evita la osteoporosis.

Mantiene el equilibrio del pH en tu organismo.

EL POTASIO

El potasio es el tercer mineral más abundante en el organismo después del calcio y del fósforo, y por esta razón es tan importante para el buen funcionamiento del cuerpo humano. Como el sodio y el cloro, el potasio también pertenece a la familia de los electrolitos y son interdependientes, es decir, se necesitan entre sí para que exista un equilibrio entre el transporte de nutrientes hacia el interior de las células y la eliminación del exceso de agua y de productos de desecho desde las células hacia el exterior.

Principales funciones del potasio:

Favorece la eliminación de líquidos, pues es el encargado de contrarrestar la retención excesiva de estos por un elevado consumo de sodio.

Mantiene estable el ritmo cardíaco.

Ayuda a regular la presión arterial causada por los niveles altos de sodio.

Interviene en múltiples procesos metabólicos, como en la secreción de insulina para regular los niveles de glucosa en la sangre. También contribuye a metabolizar las proteínas y a convertir el azúcar en glucógeno para utilizarlo posteriormente como energía, por ejemplo cuando haces entrenamientos de pesas o ejercicios de resistencia.

A nivel muscular, determina la contracción y relajación de tus músculos. Por este motivo no debe faltar en la dieta de los deportistas o personas que hacen ejercicio con frecuencia, pues es fundamental para que tengan un buen desempeño físico y una mejor y más rápida recuperación después de un entrenamiento intenso.

Previene los calambres musculares.

Fuentes alimenticias:

Bananas y plátanos

Papayas

Soja

Ciruelas pasas

Frijoles y judías

Naranjas

Uvas

Espárragos

Alcachofas

Patatas con cáscara

Dátiles

El concepto que abarca exactamente en qué se basa una buena salud es el que representa la palabra "equilibrio". Y esto el cuerpo humano lo demuestra en cada una de sus funciones al trabajar como una orquesta en la que cada instrumento y cada nota son claves para emitir una agradable sinfonía. En el caso de tu salud, cuando ingieres los macro y los micronutrientes en su justa proporción, cada uno cumple una función específica, trabajando en armonía para dar paso al disfrute de una vida llena de energía y vitalidad.

En otras palabras, tu cuerpo requiere de un trabajo en equipo, de ahí la importancia de una relación balanceada entre el sodio y el potasio para un funcionamiento normal de tu cuerpo y para que tengas un peso adecuado con respecto a tu edad y estatura. Por tal motivo, no solo es importante que reduzcas la ingesta de sodio a los niveles recomendados, sino que aumentes también el consumo de potasio, ya sea a la dosis recomendada por la OMS, que es de 3.510 mg diarios para un adulto sano o la cantidad recomendada por el USDA que es aun mayor (4.700 mg al día para un adulto sano).

Hago mucho énfasis en este tema del equilibrio entre el sodio y el potasio porque muchas personas que presentan un aumento de peso o tienen un abdomen prominente o celulitis creen que se debe a la acumulación de grasa. Pero es posible que no sea solo grasa acumulada, sino también la retención de líquidos e inflamación como consecuencia de un consumo alto de sodio y bajo de potasio.

LOS MICROMINERALES

EL HIERRO

El hierro es un micromineral esencial para tu organismo que se encuentra en cada célula del cuerpo. Es necesario para producir la hemoglobina y es el encargado de transportar el oxígeno a las células. El déficit de hierro puede producir anemia, por eso ten en cuenta las siguientes fuentes alimenticias para que le proveas a tu organismo un consumo constante.

Fuentes alimenticias:
Hígado
Carnes rojas y blancas
Sardinas
Yemas de huevo
Legumbres (garbanzos, lentejas, frijoles)
Remolacha o betabel
Espinacas
Verduras de hojas verdes, entre otras

Tu cuerpo absorbe entre un 20 y un 30% del hierro de origen animal (hémico), mientras que del proveniente de origen vegetal (no hémico) solo absorbe entre un 3% y un 8%. Para mejorar la absorción de este último debes consumir vitamina C con regularidad. Es más, te recomiendo combinar alimentos ricos en ambos micronutrientes en un mismo plato para facilitar dicha absorción.

EL YODO

El yodo es un mineral considerado imprescindible para tu salud, por tal motivo debes ingerirlo diariamente. Los seres humanos necesitamos el yodo para el funcionamiento normal de la glándula tiroides y para la producción de las hormonas tiroideas, cuya función varía durante las diferentes etapas de la vida. En la infancia promueven el crecimiento y la maduración del sistema nervioso central, mientras que en la etapa adulta regulan el metabolismo de todos los órganos y sistemas.

Debemos prestarle particular atención a la ingesta de este mineral, ya que un consumo inapropiado puede provocar el bocio, hipotiroidismo o hipertiroidismo, padecimientos que afectan la calidad de vida de la persona de múltiples maneras.

Fuentes alimenticias:
Sal rosa del Himalaya
Sal marina
Sal de mesa
Algas marinas, en especial el alga *kelp*
Pescados (bacalao, atún y caballa)
Mariscos (langosta, calamares, langostino y vieiras)
Productos lácteos
Acelgas, entre otros

EL ZINC

El zinc es un mineral con muchas propiedades, y por ello juega un papel clave en numerosas funciones corporales. Entre estas se destaca su gran poder para aumentar las defensas de tu organismo y por ende fortalecer tu sistema inmunológico. Ayuda a mantener tu visión sana; es indispensable para el normal crecimiento y desarrollo del bebé durante el embarazo, la niñez y la adolescencia; participa en la formación de los órganos reproductivos y en el sistema hormonal; ayuda en la cicatrización de las heridas; protege el hígado; y también es vital para la salud de tu piel, cabello y uñas porque previene el acné, la caída del cabello y las uñas débiles y quebradizas. Estas son algunas de sus principales funciones, que espero sean suficientes para que entiendas la importancia de incluirlo en tu dieta diaria. El zinc se encuentra en una amplia variedad de alimentos, pero debes tener en cuenta que la absorción de este es mayor si la ingesta proviene de proteínas animales.

Fuentes alimenticias de origen animal:
Pescados
Carnes magras
Mariscos
Carnes de aves
Hígado

Sardinas
Yema de huevo

Aunque también existen alimentos de origen vegetal ricos en zinc, como:

- Algas marinas
- Levadura de cerveza
- Cereales integrales
- Soja
- Setas
- Semillas de calabaza
- Nuez del marañón, entre otros

Otros minerales importantes son:

- Flúor
- Cobre
- Cromo
- Manganeso
- Silicio
- Níquel
- Litio
- Selenio
- Molibdeno

Como puedes darte cuenta, el cuerpo es una máquina muy compleja que tiene una permanente necesidad de que le suministres todos los nutrientes para poder cumplir con cada una de sus funciones vitales. Así que conservar tu salud y una buena calidad de vida a lo largo de los años depende de la disciplina que tengas para estructurar un plan alimenticio saludable y balanceado con todos los alimentos que te he mencionado anteriormente, incorporando poco a poco los que no conozcas y sin excluir ninguno de los grupos alimenticios.

LA IMPORTANCIA DE LA FIBRA DIETÉTICA EN TU ALIMENTACIÓN DIARIA

La fibra dietética se refiere a todas aquellas partes comestibles de las frutas, verduras, legumbres y cereales que el intestino delgado no puede digerir ni absorber. No es considerada un nutriente porque no participa en procesos metabólicos y porque no te aporta kilocalorías, pero es fundamental en varios procesos fisiológicos de tu cuerpo y es tu aliada para prevenir el sobrepeso y la obesidad.

Existen dos tipos de fibra dietética:

LA FIBRA SOLUBLE

Es el tipo de fibra que se disuelve en agua y al diluirse forma una especie de sustancia gelatinosa en tu intestino. Una de sus funciones es retardar el proceso digestivo de manera que tu cuerpo pueda tomarse su tiempo para absorber todos los nutrientes vitales de los alimentos. Pero este no es el único beneficio de la fibra soluble, a continuación te explico otros igual de importantes.

Puede regular la velocidad de absorción intestinal de los azúcares procedentes de los alimentos, logrando que la glucosa sea absorbida lentamente por tu organismo, mejorando así la tolerancia al azúcar. El consumo de esta fibra, acompañado de una baja ingesta de grasas, contribuye a regular los niveles de colesterol malo y de los triglicéridos en la sangre al absorberlos y eliminarlos como materia de desecho.

Produce la sensación de saciedad, puesto que al entrar en contacto con el agua, aumenta su volumen y tu cuerpo se siente satisfecho con un menor consumo de kilocalorías. Por esta razón, puede ser de gran beneficio para ti si deseas perder algunas libras y lograr por fin tu peso ideal. Adicionalmente, puede ser tu compañera de batalla porque cuando la consumes con regularidad es menos factible que tengas ataques de ansiedad porque mantiene estables tus niveles de azúcar en la sangre por un largo período de tiempo. Algunos de los alimentos ricos en fibra soluble son:

- Semillas de lino o linaza
- Soja
- Avena
- Batatas
- Ciruelas
- Germen de trigo
- Almendras
- Manzanas
- Naranjas, entre otros

LA FIBRA INSOLUBLE

Esta fibra, aunque no se disuelve en agua, le aporta volumen a la materia de desecho, estimulando los movimientos intestinales para propiciar una adecuada y periódica evacuación. Precisamente por esta capacidad, regula el tránsito intestinal y previene el estreñimiento. Igualmente, tiene una propiedad muy especial para que tu cuerpo se deshaga de sustancias nocivas presentes en el intestino, ayudándote a reducir el riesgo de padecer cáncer del colon.

Casi todos los alimentos que tienen fibra contienen más fibra insoluble que soluble. Buenas fuentes de fibra no soluble son:

- Salvado y germen de trigo
- Cereales integrales (cebada, centeno, avena, arroz integral)
- Higos
- Semillas de sésamo
- Arvejas secas
- Verduras de hoja verde
- Frijoles, entre otros

La dosis diaria recomendada para una persona adulta es de 30 a 35 gramos al día de fibra tanto soluble como insoluble. Esto quiere decir que si consumes las cinco porciones de frutas y vegetales recomendadas por la OMS más una o dos porciones de cereales integrales como avena, arroz integral, pasta integral, etc., habrás cumplido con esta cuota.

Vale la pena destacar la gran importancia del consumo constante de agua para que la fibra pueda cumplir su función eficientemente; si no bebes la cantidad de agua adecuada podrías experimentar estreñimiento y malestares estomacales.

Una de las principales críticas que reciben los jugos que se procesan en el extractor es que se desperdicia la fibra de las frutas y de los vegetales. Pero es una verdad a medias, porque si al hacer los jugos extraes primero todos los vegetales y reservas su fibra aparte, podrás utilizarla para preparar deliciosas recetas como las que te presentaré más adelante. Además, si consumes la suficiente fibra en las comidas restantes, podrás garantizar la dosis diaria recomendada. En el caso de los licuados y los batidos procesados en la licuadora, te recomiendo no colarlos, precisamente para que aproveches todos los beneficios de la fibra.

LA IMPORTANCIA DE LOS ANTIOXIDANTES

Los antioxidantes son todos aquellos elementos que tienen como función inhibir o neutralizar el daño que los radicales libres pueden causar a tu organismo. Pero, ¿qué son los radicales libres? Los procesos naturales, como el metabolismo de los alimentos, la respiración y el ejercicio mismo, producen radicales libres, que en otras palabras significan moléculas incompletas muy activas en todo tu organismo, y cuyo objetivo es arrancar de las células sanas el electrón que a ellas les hace falta, dejando incompleta la célula atacada y dando lugar a un radical libre. De esta manera se inicia una reacción en cadena que puede dañar muchas de tus células si los antioxidantes no vienen a tu rescate.

Cuando el número de radicales libres aumenta desmesuradamente y no cuentas con los suficientes antioxidantes, se producen resultados adversos para tu salud y belleza. Diversos estudios han demostrado la relación que existe entre un aumento de los radicales libres y las alteraciones del aparato circulatorio y del sistema nervioso y con enfermedades como cáncer, Alzheimer, lupus, hipertensión, hepatitis y envejecimiento prematuro, entre muchas otras.

En otras palabras, los antioxidantes son como un ejército con diferentes batallones que te protegen de la acción de los radicales libres; pero como buen ejército, necesita que le brindes un suministro permanente de municiones para tener las herramientas para atacar y el escudo para proteger en los momentos que sea necesario. Y esas municiones son los antioxidantes que precisas consumir a través de la dieta porque son un grupo de vitaminas, minerales, colorantes naturales y enzimas que están en los alimentos.

Esta es una recopilación de alimentos ricos en antioxidantes:

- Moras azules
- Moras negras
- Arándanos
- Té verde
- Tomates
- Zanahorias
- Cúrcuma
- Ajo
- Espinacas
- Aguacates
- Espárragos
- Nueces
- Soja
- Frutas cítricas (limón, naranja, mandarina, toronja, lima)
- Arroz integral
- Legumbres germinadas

Ahora que ya conoces cómo funcionan los nutrientes en tu organismo y todos los beneficios que cada uno de ellos le aporta a tu salud, puedes darte cuenta de que comer bien no significa comer mucho. Realmente significa que debes elegir e ingerir de cada grupo alimenticio las opciones más saludables y nutritivas, y en las cantidades recomendadas.

La naturaleza es muy generosa porque te ofrece una vasta gama de posibilidades que debes usar a tu favor para crear diferentes platos y variar tu menú permanentemente. La clave está en que no excluyas ninguno de los grupos alimenticios a la hora de conformar tus comidas principales —desayuno, almuerzo y cena— y en tener muy en cuenta que tus meriendas deben ser pequeñas comidas cuya función es mantener estables tus niveles de energía y reforzar tu consumo de nutrientes.

A continuación te daré una lista de jugos, licuados y batidos que puedes incorporar a tu régimen alimenticio para reemplazar comidas principales y meriendas con la certeza de que estás obteniendo todos los nutrientes que tu organismo necesita.

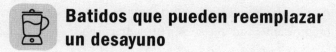# Batidos que pueden reemplazar un desayuno

SI QUIERES ADELGAZAR, DEBES DESAYUNAR

El desayuno es la primera comida del día y sirve para romper el ayuno de toda la noche. Pero cuando suena la alarma en la mañana, muchas personas prefieren dormir 15 minutos más y sacrificar el tiempo del desayuno, así que terminan tomándose un café mientras van camino al trabajo.

Este es un error garrafal porque después del descanso nocturno tus niveles de azúcar en la sangre se encuentran muy bajos, pues tu cuerpo ha estado sin comer por un período de 6 a 10 horas; por eso necesitas el alimento para activar tu metabolismo, regular tus niveles de glucosa y tener energía para iniciar una nueva jornada con ánimo.

Desayunar es una sana costumbre que puede ayudarte a maximizar muchas de tus funciones y a lograr objetivos importantes en tu vida. Cuando ingieres un desayuno balanceado tu cerebro obtiene la glucosa necesaria para reactivar sus funciones y potenciar tu rendimiento. Así gozarás de mayor capacidad de concentración, mejorarás tu estado de ánimo y estarás alerta por más tiempo.

Al omitir el desayuno o no comer la cantidad suficiente provocas que tu metabolismo se vaya haciendo más lento porque tu cuerpo ahorra y almacena kilocalorías para el resto del día, lo que favorece la acumulación de grasa y el aumento de peso. Ten en cuenta que tu metabolismo está mucho más activo al principio del día y va decayendo a lo largo de la jornada; es decir, necesitas mucha más energía (kilocalorías) durante las primeras horas del día que durante las últimas.

Un desayuno que contenga proteínas, carbohidratos complejos y simples no refinados reduce el apetito durante el resto del día y evita los ataques de ansiedad que suelen presentarse en la tarde y en la noche.

Un desayuno saludable y balanceado debe constar de:

- Proteínas de productos lácteos bajos en grasa (yogur, leche, queso, kumis, kéfir), huevos, atún, jamón de pavo bajo en sodio, pollo, algas marinas.
- Carbohidratos complejos como cereales integrales, avena, pan integral, tortillas integrales o de maíz, panqueques de avena o de quinoa, etc.
- Grasas insaturadas, como frutos secos y semillas.
- Frutas que te aporten vitaminas, minerales, antioxidantes y agua.
- Fibra

A continuación podrás encontrar dos deliciosas y energéticas opciones de batidos que puedes ingerir como un desayuno completo porque cuentan con todos los nutrientes que necesitas para salir a brillar.

Batido de frambuesas y arándanos con *müesli*

Ingredientes:

¼ de taza de arándanos

¼ de taza de frambuesas

1 vaso de leche (de vaca baja en grasa, de cabra, de soja, de almendras, de arroz o de lino como *Flaxmilk*)

1 cucharada de yogur griego sin sabor y sin grasa o de kumis bajo en grasa y en azúcar

3 cucharadas de *müesli*

1 cucharadita de semillas de chía (*chia seeds*) remojadas previamente. (Más adelante hablaré de este tema en detalle.)

Hielo al gusto

Endulza con Stevia si deseas

Preparación:

Licúa todos los ingredientes (excepto las semillas de chía y la Stevia) hasta que estén perfectamente integrados, sirve sin colar, agrega las semillas de chía y la Stevia y siéntate a desayunar.

Batido de banano, fresa y avena

Ingredientes:

1 banano mediano

¼ de taza de fresas

1 vaso de leche (de vaca baja en grasa, de cabra, de soja, de almendras, de arroz o de lino como *Flaxmilk*)

¼ de taza de avena en hojuelas sin gluten

6 piezas de frutos secos "activados", entre nueces, almendras, cacahuates, avellanas, macadamias, entre otros. (Más adelante te explicaré este proceso.)

Canela en polvo

Hielo al gusto

Endulza con Stevia si deseas

Preparación:

Licúa todos los ingredientes (excepto la canela y la Stevia) hasta que se hayan homogenizado plenamente, sirve sin colar, añade la canela en polvo y la Stevia y tómate tu tiempo para disfrutar de este energético desayuno.

Licuados y jugos que pueden reemplazar un almuerzo

NO SUBESTIMES LA IMPORTANCIA DE ALMORZAR

La vida moderna ha traído consigo alteraciones en los hábitos alimenticios que desafortunadamente han ido en detrimento de una salud integral. Las largas jornadas laborales, aunadas a todas las actividades diarias, como los niños, la casa, las responsabilidades financieras, etc., han hecho que se minimice la importancia del almuerzo hasta el punto de ser pasado por alto con frecuencia por muchas personas.

El alimento del mediodía tiene como objetivo reponerte las energías perdidas durante la jornada de la mañana y recargar tus baterías para que rindas al máximo en la jornada de la tarde. Si lo omites, es muy factible que experimentes fatiga, falta de concentración, mal humor e irritabilidad. Y hablando de la parte estética, no comer el almuerzo puede causar que no bajes de peso ni de medidas aunque entrenes frecuentemente.

El problema escala cuando la mala costumbre de saltar el almuerzo se convierte en un hábito, ocasionando cambios graves en tu metabolismo. Pasar muchas horas sin comer provoca una disminución en la función de la tiroides, desarrolla el riesgo de padecer diabetes, disminuye el gasto energético porque el cuerpo reserva las kilocalorías de la comida anterior para tener energía y aumenta el porcentaje de grasa corporal, contradiciendo la creencia popular de que hay que dejar de comer para bajar de peso.

Un almuerzo saludable y balanceado debe tener el equilibrio perfecto entre:

- Proteínas: Carnes magras como pechuga de pollo, pavo, carne de res, pescado, mariscos, algas marinas, legumbres, huevos, soja, etc.
- Carbohidratos complejos e integrales como arroz integral, quinoa, mijo, papa dulce, tortillas de maíz, tortillas de harina integral, legumbres, maíz, etc.
- Grasas insaturadas como los aceites utilizados para la preparación de los alimentos, frutos secos, semillas, aguacate y pescados azules como el salmón, el atún, la caballa y la sardina.
- Vegetales de diferentes colores, que te aportan vitaminas, minerales, fibra y antioxidantes.
- Agua, que no solo debes obtener de los vegetales, sino también de la bebida que tomes con tu almuerzo. En mi caso tomo agua, té frío y me encantan también las aguas de sabores naturales. Esta es una costumbre que me acompaña desde niña y que conservo hasta la actualidad. Simplemente a un vaso de agua le añado el zumo de un limón o licúo una guayaba y la endulzo con unas gotas de Stevia líquida, así de fácil.

Pero como en muchos casos necesitas soluciones prácticas y rápidas que te permitan obtener todos los nutrientes sin gastar mucho tiempo en su preparación, a continuación encontrarás dos opciones de jugos que puedes beber como reemplazo de un almuerzo por su balanceado y rico valor nutricional.

Licuado de manzana, durazno y quinoa germinada

Ingredientes:

1 manzana verde
1 durazno
1 tallo de apio
½ taza de quinoa blanca germinada o cocinada sin sal
1 vaso de agua de 10 onzas
1 cucharadita de semillas de sésamo
Hielo al gusto
Endulza con Stevia si deseas

Preparación:

Licúa todos los ingredientes (excepto las semillas de sésamo y la Stevia) hasta que estén perfectamente mezclados, sirve sin colar, añade las semillas de sésamo y la Stevia y disfruta de un almuerzo delicioso y meganutritivo.

Jugo de melón, papa dulce y Spirulina

Ingredientes:

1 taza de melón cantalupo (*cantaloupe*) picado
1 manzana
1 tallo de apio
1 zanahoria mediana
1 papa dulce mediana (*sweet potato*)
1 cucharadita de semillas de cáñamo (*hemp seeds*)
1 cucharadita de Spirulina en polvo
Hielo al gusto

Preparación:

Coloca todos los ingredientes (excepto la Spirulina y las semillas de cáñamo) en el extractor, sirve, agrega la Spirulina en polvo y las semillas de cáñamo, revuelve bien y disfruta enseguida de un almuerzo exquisito y reconfortante.

Jugos que pueden reemplazar una cena

CENAR, UNA IMPERIOSA NECESIDAD

Después de un largo día tus reservas de energía se agotan y lo más seguro es que llegues a casa cansado, sin ganas de cocinar, y para calmar el hambre acudas a alimentos rápidos que no necesitan mucha preparación y que generalmente no son los más recomendados para esas horas del día porque son altos en kilocalorías. Debes ser muy cuidadoso en este aspecto porque, en mi opinión, la clave del éxito para que tengas una vida verdaderamente saludable está en que le suministres a tu organismo los nutrientes indicados y las porciones apropiadas que él necesita para cada hora del día.

Tu cuerpo va disminuyendo su actividad metabólica a medida que va transcurriendo el día hasta la noche, que es cuando se dispone a descansar. Esto quiere decir que tu ingesta de kilocalorías también debe ir disminuyendo a medida que avanza la jornada. Por eso tu cena debe ser liviana y baja en kilocalorías, pero con los nutrientes necesarios para que tu organismo se reponga y revitalice mientras duermes.

Quiero aclarar que disminuir la ingesta de kilocalorías en la noche no significa dejar de comer; por el contrario, debes aportarle a tu organismo los insumos necesarios para que durante el descanso pueda cumplir a cabalidad con todas sus funciones, y en el aspecto físico, veas mejores resultados si estás en un plan de entrenamiento enfocado en bajar de peso, quemar grasa o aumentar tu tono muscular. Con esto quiero decir que, por la noche, tu cuerpo en vez de necesitar alimentos con efecto energético y saciante como los que le aportan los carbohidratos complejos, las frutas y las grasas, necesita más bien alimentos que le aporten proteínas y aminoácidos esenciales, que favorecen el crecimiento muscular, como carnes blancas magras, pescados, mariscos, algas marinas como Chlorella y Spirulina, de las cuales te hablaré más adelante; y vegetales que le proporcionen vitaminas, minerales, antioxidantes, fibra y agua con pocas kilocalorías.

Los jugos de vegetales combinados con algas marinas son una excelente opción para rociar tu cuerpo con poderosos nutrientes, garantizándote una cena ligera pero muy saludable y balanceada. A continuación te daré dos ejemplos extraordinarios de estos jugos, que yo consumo con frecuencia en mi alimentación diaria y que te recomiendo con entusiasmo porque te dan la sensación de disfrutar la frescura de una ensalada en un delicioso jugo.

Jugo de pepino, zanahoria y Chlorella en infusión de manzanilla

Ingredientes:

1 vaso de infusión de manzanilla
1 pepino
2 zanahorias
1 taza de espinacas crudas
4 hojas de lechuga romana
1 cucharadita de Chlorella en polvo
Hielo al gusto
Endulza con Stevia si deseas

Preparación:

Prepara en primer lugar la infusión de manzanilla de la siguiente manera: Pon a hervir un vaso de agua de 10 onzas hasta que llegue a ebullición, remuévelo del fuego, agrega una cucharada de manzanilla en rama o una bolsita, deja que repose hasta que se enfríe, cuela y reserva. Luego pasa los otros ingredientes (excepto la Chlorella y la Stevia) por el extractor y añade este jugo a la infusión de manzanilla. Agrega la Chlorella en polvo y la Stevia, mezcla bien y deléitate enseguida con esta lluvia de nutrientes.

Licuado de tomate, aguacate, chayote y Spirulina

Ingredientes:

2 tomates grandes
1 zanahoria
½ chayote o cidra sin cáscara
¼ aguacate
1 vaso de agua de 10 onzas
1 cucharadita de Spirulina en polvo
Gotas de limón al gusto
Hielo al gusto
Endulza con Stevia si deseas

Preparación:

Licúa todos los ingredientes (excepto la Spirulina, las gotas de limón, y la Stevia), sirve después de colar, agrega la Spirulina en polvo, las gotas de limón y la Stevia, mezcla bien y siente la relajante sensación de nutrir tu cuerpo con alimentos netamente naturales.

EL ALGA SPIRULINA: UN OBSEQUIO DE LA NATURALEZA

Las algas marinas han cobrado gran notoriedad en los últimos años por esa búsqueda desesperada del mundo actual de encontrar un alimento milagroso que te aporte una gran variedad de nutrientes, que preserve la salud, que no engorde, que dé energía, que conserve la juventud y que ayude a bajar de peso. Pero aunque parezca una utopía, ese alimento sí existe, y son las algas marinas, que a diferencia de lo que muchos piensan, son un alimento muy antiguo utilizado por diversas culturas a lo largo de la historia en varios continentes.

En el capítulo del plan de desintoxicación profundicé en una de ellas, el alga Chlorella, que se destaca por su poder antioxidante. Pero ahora quiero hablarte del alga Spirulina, de color verde azulado, que vive en lagos de agua dulce y que cuenta con cuantiosas propiedades, hasta el punto de ser considerada la fuente de nutrientes más equilibrada y completa que existe en la tierra.

Y es que la naturaleza no para de sorprendernos. Es asombroso cómo un alga diminuta, de tamaño microscópico, puede tener numerosos efectos positivos para tu salud y tener la capacidad de enriquecer tu dieta, con una variada gama de nutrientes en las medidas apropiadas. El alga Spirulina es el alimento más rico en proteínas de alto valor biológico; contiene entre un 65% y un 70% de proteína vegetal completa que te suministra todos los aminoácidos esenciales en las proporciones equilibradas y es altamente asimilable, ya que se digiere cinco veces más rápido que las proteínas animales. Si la comparamos con otras fuentes de proteína, esta alga siempre sale ganando; por ejemplo, la carne de vaca contiene hasta un 22% de proteína, la proteína de soja tiene un 30% y las lentejas un 26%.

El alga Spirulina tiene la más perfecta combinación de nutrientes esenciales, nunca visto en ningún otro alimento. Es rica en clorofila, vitamina C, vitamina E, vitaminas del grupo B, beta caroteno, que se transforma en vitamina A, y en el caso de los minerales, se destaca su contenido en calcio y en hierro porque contiene 10 veces más hierro que las espinacas.

Como puedes darte cuenta, este "súper alimento" es una joya nutricional que debes incorporar a tu alimentación diaria como parte de un plan balanceado y, por supuesto, en la dosis recomendada. Y si tu objetivo es tener más energía, bajar de peso, tonificar tu cuerpo o mejorar tu rendimiento físico, consumirla con regularidad puede ayudarte a lograr tus objetivos antes de lo previsto.

Como es un alimento tan completo, también puede beneficiar tu salud en estos aspectos:

Promueve la flora intestinal y favorece el funcionamiento de tu sistema digestivo.

Ayuda a la desintoxicación de tu organismo, principalmente de metales pesados, gracias a su alto contenido de clorofila.

Apoya tu sistema inmunológico.

Favorece la salud de tu corazón.

Evita el envejecimiento prematuro en el caso de pieles opacas y con arrugas prematuras.

Fortalece y promueve el crecimiento del cabello y uñas sanas.

La Spirulina la puedes encontrar en diferentes presentaciones, pero yo la prefiero y te la recomiendo en polvo y orgánica para que puedas añadirla más fácilmente a los jugos y a otras preparaciones. Sin embargo, si te es difícil encontrarla en polvo, puedes consumirla en cápsulas, teniendo muy en cuenta la posología de la presentación que consigas para que no excedas la dosis.

Bebidas que pueden reemplazar una merienda o *snack*

MERIENDAS SALUDABLES = METABOLISMO ACTIVO

Normalmente asociamos la merienda o el *snack* con la época escolar, en la que era habitual comer un refrigerio en la mañana y otro en la tarde porque los padres los consideraban importantes para que sus hijos tuvieran una correcta nutrición y para fomentarles un desarrollo y crecimiento sanos. Y no estaban equivocados, porque los estudios cada vez más confirman su importancia no solo para niños y adolescentes, sino también para los adultos. Los beneficios de consumir la merienda de la mañana y de la tarde son muy valiosos para tu salud si son a base de alimentos saludables, pero pierden completamente su valor e intención cuando están elaboradas a base de carbohidratos, azúcares y grasas.

Tu organismo, a medida que va transcurriendo el día, va consumiendo las kilocalorías que le vas suministrando, por eso es tan importante que comas cada tres horas, para que mantengas activo tu metabolismo. Si a las tres horas de haber almorzado todavía no sientes hambre, no importa, aun así debes tomar tu merienda para mantener tu metabolismo en acción y evitar un apetito voraz en la siguiente comida.

Una merienda adecuada te ayuda a evitar el sobrepeso, así que si no acostumbras a hacerlo y tienes unas libras de más, piénsalo, porque tantas horas de ayuno pueden ser las causantes de esos gorditos que tanto te atormentan. La merienda es un recurso muy eficaz para calmar tu apetito, controlar tu ansiedad, bajar de peso y disminuir tu porcentaje de grasa corporal. Por otro lado, es la forma más saludable de cumplir con los requisitos de kilocalorías diarias y con la dosis recomendada de cada grupo alimenticio.

Una merienda saludable debe oscilar entre 100 y 150 kilocalorías. Te recomiendo que contenga una fuente de proteínas de buena calidad, como un producto lácteo descremado, ya sea yogur, requesón, queso, kéfir, kumis o algún producto cárnico, como el pavo bajo en grasa y en sodio o el tofu, y una porción de carbohidrato, como cereal integral, fruta, frutos secos o semillas. También puedes incluir vegetales, frutas cítricas y preparaciones con proteínas vegetales como el hummus o el edamame.

Los horarios laborales por lo general incluyen un tiempo de descanso para el almuerzo del mediodía, pero en la mayoría de los casos no se otorgan recesos para las meriendas, o si se dan son muy cortos, por eso a continuación te doy dos magníficas opciones de licuados que puedes llevar fácilmente como merienda a tu trabajo y que te permitirán cumplir con este saludable hábito sin necesidad de que interrumpas tus responsabilidades laborales.

MERIENDAS PARA CONSUMIR EN LA MAÑANA

Batido de mango, yogur griego y coco

Ingredientes:

1 taza de mango picado
3 cucharadas de yogur griego sin sabor y sin grasa o
 kéfir bajo en grasa y en azúcar
1 cucharada de hojuelas de coco
1 vaso de agua de 10 onzas
Hielo al gusto
Endulza con Stevia si deseas

Preparación:

Licúa todos los ingredientes (excepto la Stevia) hasta que estén completamente integrados, sirve, adiciona la Stevia y ya tendrás lista tu merienda para llevarla al trabajo.

Licuado de melón, durazno y semillas de lino

Ingredientes:

1 taza de melón cantalupo (*cantaloupe*) picado
1 durazno
1 vaso de agua de 10 onzas
Hielo al gusto
1 cucharadita de semillas de lino o linaza
   remojadas previamente
Endulza con Stevia si deseas

Preparación:

Licúa todos los ingredientes (excepto las semillas de lino y la Stevia) hasta que estén totalmente homogéneos, sirve sin colar, agrega las semillas de lino y la Stevia, mezcla bien y así de fácil tu merienda ya estará lista.

MERIENDAS PARA CONSUMIR EN LA TARDE

Licuado de mandarina, tomate y pepino

Ingredientes:

1 mandarina grande
1 tomate grande
1 pepino
½ vaso de agua
Hielo al gusto

Preparación:

Licúa todos los ingredientes hasta que se mezclen completamente, sirve sin colar y refréscate con el delicioso sabor de este exótico licuado.

Batido de leche, gelatina y nueces

Ingredientes:

1 vaso de leche (de vaca baja en grasa, de soja o de lino
   como *Flaxmilk*)

¼ de taza de gelatina sin azúcar ya preparada de tu sabor
   favorito

4 nueces remojadas previamente

Canela en polvo

Hielo al gusto

Preparación:

Licúa todos los ingredientes (excepto la canela) hasta que
se incorporen totalmente, sirve sin colar, agrega la canela
en polvo y degusta este agradable batido que te brindará la
energía necesaria para continuar tu jornada al máximo.

EXQUISITO BATIDO QUE PUEDE REEMPLAZAR TU POSTRE FAVORITO

Todos sentimos antojos de comer algo dulce. En momentos así te
recomiendo que elijas opciones ricas que te puedan suplir esa necesidad pero mucho más saludables, como el chocolate negro, el yogur
congelado, las frutas al horno con canela, las frutas secas, como
dátiles e higos secos y la mermelada con queso. Pero aun siendo
saludables debes limitar su consumo a una o dos veces a la semana
como máximo. Otra muy deliciosa opción es el siguiente batido que
podrás disfrutar tanto o más que tu postre favorito, y sin remordi-
mientos.

Batido de dátiles, higos secos y almendras

Ingredientes:

5 dátiles

4 higos secos

½ taza de almendras activadas o remojadas. (A continuación te explico este sencillo procedimiento).

1 cucharadita de extracto de vainilla

1 vaso de agua de 10 onzas

Hielo al gusto

Endulza con Stevia si deseas o con miel siempre que sea 100% pura

Preparación:

Licúa todos los ingredientes (excepto la Stevia o la miel pura) hasta que estén completamente homogéneos, sirve sin colar, agrega la Stevia o la miel pura, mezcla bien y este delicioso postre ya estará listo para el disfrute de tu paladar.

REVIVE LOS FRUTOS SECOS Y LAS SEMILLAS

He mencionado varias veces el término "activar las semillas" o "remojarlas", y me imagino que te estarás preguntando "¿Qué significa eso, y en qué consiste? ¿Y para qué sirve activarlas?". El proceso es muy sencillo y tú lo puedes hacer en casa sin precisar instrumentos especiales ni mucho esfuerzo, ya que solo necesitas poner a remojar las semillas o los frutos secos por cierto período de tiempo en agua (destilada preferiblemente). En este período de remojo, las semillas absorben el agua y ponen en marcha varios procesos, como predigerir o desdoblar los nutrientes, incrementar su contenido nutricional y eliminar residuos de toxinas que hayan podido resistirse a los procesos industriales de lavado. Esto trae consigo grandes beneficios para tu sistema digestivo porque sus nutrientes son mucho más fáciles de digerir y las vitaminas y minerales que contienen podrán ser absorbidos con mayor facilidad.

Debes tener en cuenta que este procedimiento solo será efectivo en la medida que las semillas y los frutos secos estén crudos, es decir, que no hayan sido previamente tostados, y que no tengan sal, ya que ese proceso disminuye notablemente su riqueza nutricional porque son sometidos a altas temperaturas que destruyen parte de sus nutrientes.

Cuando remojas las semillas de lino y de chía en particular se forma una masa gelatinosa que multiplica su volumen. Esto se debe a su gran contenido de mucílagos, que son un tipo de fibra soluble con importantes propiedades para tu salud, como bajar el colesterol malo, evitar el estreñimiento y tratar problemas estomacales. También se les atribuyen propiedades anticancerígenas.

Ten presente que al activar los frutos secos y las semillas, estos vuelven a su estado natural, sin aditivos ni preservativos. Por lo tanto mi sugerencia es que trates siempre de activar los que vayas a consumir el mismo día o al día siguiente. Pero no te preocupes, porque el proceso de activación es muy sencillo y no va a tomar mucho tiempo ni esfuerzo de tu parte. Los pasos son los siguientes:

1. Lava muy bien las semillas y los frutos secos antes de ponerlos a remojar, para eliminar posibles hongos y sustancias tóxicas.

2. Pon a remojar la cantidad que vayas a utilizar en agua, preferiblemente destilada y con la cantidad necesaria para que queden completamente cubiertas. Debes remojarlas entre 8 y 16 horas en el refrigerador, y es muy importante que utilices un recipiente de vidrio.

3. Al finalizar este tiempo no debes beber el agua en la que estaban remojadas; por el contrario, debes desecharla y lavarlas nuevamente varias veces con agua limpia antes de consumirlas.

La excepción a esta regla son las semillas de chía y las de lino o linaza que, al remojarlas se esponjan y forman un gel que es precisamente el que debes consumir y mantener refrigerado para su consumo posterior por un espacio máximo de tres días.

Dile adiós a la grasa abdominal con estos jugos y licuados

Muchas personas sueñan con un alimento que, al comerlo, ingrese a su organismo y vaya absorbiendo toda la grasa que tienen acumulada sin que esto implique ningún esfuerzo físico de su parte y sin privarse de platillos ricos para el paladar altos en kilocalorías. La realidad es que no hay un alimento mágico que actúe de esa manera, pero sí existen alimentos con componentes y propiedades extraordinarias para optimizar el funcionamiento de tu organismo y favorecer la oxidación de las grasas.

Esta sección incluye una guía con los jugos más efectivos para quemar grasa a base de alimentos y plantas con propiedades muy poderosas que puedes integrar a tu alimentación para que te ayuden en tu objetivo de bajar de peso. Estos jugos pueden darte excelentes resultados si eres disciplinado y los consumes con regularidad, así que debes tomarlos entre cuatro y cinco veces a la semana.

Licuado removedor de grasa con toronja, zanahoria y naranja

Ingredientes:

1 toronja rosada grande
2 zanahorias
1 naranja
½ vaso de agua
Hielo al gusto
Endulza con Stevia si deseas

Preparación:

Licúa todos los ingredientes hasta que estén bien integrados, cuela, sirve y bebe enseguida. Por sus excepcionales propiedades para reducir la grasa abdominal, te recomiendo beberlo en ayunas. Yo lo tomo con frecuencia como un soporte para mantener bajo mi porcentaje de grasa corporal.

Jugo quemagrasa con toronja, mandarina y brócoli

Ingredientes:

1 toronja rosada grande
1 mandarina
1 zanahoria
¼ de taza de brócoli
1 pepino grande
Hielo al gusto
Endulza con Stevia si deseas

Preparación:

Coloca todos los ingredientes (excepto la Stevia) en el extractor, sirve, agrega la Stevia y bebe inmediatamente con la certeza de que este efectivo jugo te ayudará a eliminar esa odiosa grasa abdominal. Bébelo preferiblemente en la mañana o 30 minutos antes de tu rutina de ejercicios.

GÁNALE LA GUERRA AL SOBREPESO COMIENDO TORONJA O POMELO

Cada vez hay más confusión acerca de las frutas: que engordan, que tienen mucho azúcar, que si se deben comer todos los días. En fin, mientras más dudas existen, más personas erróneamente dejan de consumirlas.

Es cierto que estos exquisitos y bondadosos regalos de la naturaleza contienen azúcares, pero las frutas te los brindan de manera natural y son de fácil absorción, además de venir acompañados de una gran cantidad de nutrientes adicionales que te ayudan en múltiples aspectos. Tanto es así que cuando tengas antojo de algo dulce, es mucho más saludable que optes por una fruta que por un chocolate o dulce de dieta.

Con esto no quiero decir que puedes comer frutas indiscriminadamente, claro que no. Lo único que quiero aclarar es que, si las consumes con moderación, son alimentos muy saludables e indispensables en tu alimentación diaria, gracias a su riqueza en vitaminas, minerales, antioxidantes, agua, fibra, flavonoides, etc.

Desde mi adolescencia, siempre he enfocado mi vida y he alcanzado mis metas a base de productos naturales. Estoy convencida de que si tú haces lo mismo y les das prioridad a los productos provenientes de la naturaleza y sin procesos químicos, gozarás de una salud integral y de un peso saludable a pesar del paso de los años.

Quiero destacar dentro del grupo de los cítricos a una fruta con gran capacidad para ayudarte a bajar de peso: la toronja o pomelo. Es baja en kilocalorías y tiene un especial efecto saciante por su abundante contenido de agua, fibra, potasio y calcio, lo que la hace ideal para consumirla en jugos o como merienda.

El pomelo es una fruta muy rica en vitamina C; una sola porción te aporta casi el 100% de la dosis diaria recomendada, propiedad que la convierte en una amiga inseparable de la salud de tu piel, cabello y uñas, y una aliada en la lucha contra el envejecimiento prematuro para que te conserves siempre joven.

La toronja tiene la facultad de estimular el funcionamiento de la vesícula biliar, favoreciendo la digestión de las grasas y la eliminación del exceso de ellas de manera más eficiente. Otros importantes beneficios de la toronja para bajar de peso son:

Depura tu organismo porque estimula el funcionamiento del hígado.

Ayuda a disminuir el colesterol malo y los triglicéridos.

Acelera la eliminación de toxinas a nivel intestinal y renal por su efecto diurético.

Es un excelente antioxidante.

Previene el estreñimiento por su efecto laxante.

Es muy importante que consultes con tu médico antes de consumirla, ya sea en forma de fruta o de jugo, porque estudios han demostrado que puede interferir con la acción de algunos medicamentos.

Licuado eliminador de grasa con toronja y piña en infusión de té verde

Ingredientes:

½ vaso de infusión de té verde
1 toronja rosada grande
2 rodajas de piña picadas
1 cucharadita de semillas de chía, remojadas previamente
Hielo al gusto
Endulza con Stevia si deseas

Preparación:

Primero prepara la infusión de té verde. Pon a hervir medio vaso de agua en una olla hasta que llegue a ebullición, remuévela del fuego, agrega 1 bolsita de té verde, déjala reposar hasta que se enfríe, saca la bolsita y resérvala. Licúa todos los ingredientes (excepto las semillas de chía y la Stevia) en la infusión de té verde hasta que estén totalmente integrados, sirve sin colar, agrega las semillas de chía remojadas y la Stevia y mezcla bien.

Bébelo preferiblemente una hora antes de tu entrenamiento para que aproveches su efecto estimulante y quemador de grasa. También lo puedes hacer en la mañana para que sus nutrientes empiecen a actuar desde temprano y te ayuden a quemar grasa a lo largo del día.

TOMAR TÉ, TE ADELGAZA

Al té verde se lo ha relacionado desde hace mucho tiempo con planes de adelgazamiento por su poder estimulante gracias a su contenido de teína, que equivale a la cafeína del café. Pero ese no es su único aporte, ya que los estudios más recientes han concluido que su contenido de catequinas le otorgan un efecto termogénico que eleva la temperatura corporal y activa el metabolismo, aumentando el gasto energético y la quema de grasa del organismo.

Incrementa la micción por su efecto diurético, evitando que retengas líquidos y ayudándote a eliminar los que ya tienes acumulados. Además, favorece el funcionamiento de tu sistema circulatorio, estimulando la irrigación sanguínea, la oxigenación de los órganos y la eliminación de toxinas a través del sistema linfático.

La combinación de toronja, piña, semillas de chía y té verde hacen de este licuado una fórmula infalible para quemar grasa, además de ser una muy buena opción para que comiences a utilizar el té verde de una manera diferente a la habitual, aunque también recomiendo beberlo solo, ya sea frío o caliente, a lo largo del día o 30 minutos antes de tu actividad física.

Licuado demoledor de grasa con manzana y pera en infusión de canela

Ingredientes:

1 vaso de infusión de canela
½ manzana verde
½ pera verde
½ taza de espinacas crudas
½ pepino
Hielo al gusto
Endulza con Stevia si deseas

Preparación:

En primer lugar debes preparar la infusión de canela de la siguiente manera: Hierve el agua, remuévela del fuego, agrega tres astillas de canela, déjala reposar hasta que se enfríe, cuélala y resérvala. Licúa todos los ingredientes (excepto la Stevia) en la infusión de canela hasta que estén plenamente incorporados, sirve sin colar, agrega la Stevia y disfruta de este aromático licuado, preferiblemente en la mañana o una hora antes de entrenar para ayudar a tu metabolismo a destruir esa grasa que tanto te molesta.

ADELGAZA TOMANDO INFUSIÓN DE CANELA

La canela es una de las especias más famosas por su delicioso sabor y rico aroma, características que la han convertido en un ingrediente destacado en diferentes gastronomías. La puedes utilizar en polvo, en cortezas o como infusión.

Pero dar sabor y aroma no son las únicas bondades de la canela; también tiene importantes propiedades medicinales que pueden ser muy beneficiosas para tu salud. Entre ellas se encuentran sus facultades especiales para mejorar las funciones del sistema digestivo, como activar la salivación y la producción de jugos gástricos, que agilizan la descomposición de los alimentos para que sean absorbidos más fácilmente. De esta manera te ayuda a prevenir molestias como gases, hinchazón del vientre, distensión abdominal, digestiones lentas y acidez, entre otros.

Otro beneficio sorprendente de esta especia es su poder para estimular el metabolismo de la glucosa y mantener controlada la respuesta de la insulina a las comidas; de esta manera tu cuerpo trabajará en armonía y evitarás que aumenten tus niveles de grasa corporal. Pero si ya tienes grasa acumulada, la canela también puede ayudarte a que alcances tu peso ideal porque moviliza la grasa desde el tejido adiposo hasta las células para que sea utilizada como energía.

Cabe destacar que, a pesar de ser una especia con múltiples cualidades, no es recomendable que la consuman las mujeres embarazadas, lactantes, mujeres con deseos de embarazarse y personas con úlceras. Por eso es importante que consultes con tu médico antes de consumirla, aunque no te encuentres dentro de estos grupos.

Jugo incinerador de grasa con manzana, cúrcuma y limón

Ingredientes:

1 manzana verde
3 hojas de lechuga romana
1 tallo de apio
1 pepino grande
1 trozo pequeño de cúrcuma
El zumo de un limón amarillo
Hielo al gusto
Endulza con Stevia si deseas

Preparación:

Pasa todos los ingredientes (excepto el zumo de limón y la Stevia) por el extractor, sirve, luego adiciona el zumo de limón y la Stevia y bebe enseguida. Te recomiendo consumirlo en la mañana o 30 minutos antes de alguna actividad deportiva. Notarás un aumento significativo en tu rendimiento físico, llegando más fácilmente a los niveles donde tu cuerpo utiliza la grasa como energía.

PIÉRDELE EL MIEDO A LA BÁSCULA COMIENDO CÚRCUMA O TURMERIC

La cúrcuma, especia muy popular en la gastronomía de la India, es considerada un tesoro para salvaguardar la salud. Además, se le adjudican diversas propiedades para atacar el sobrepeso por diferentes frentes.

La cúrcuma está formada principalmente por un componente activo llamado curcumina, pigmento que le da ese característico color amarillo-anaranjado y que, además, es el principal responsable de los diferentes beneficios de esta maravillosa especia.

El consumo de cúrcuma puede ayudarte a bajar de peso por el gran efecto termogénico que causa en tu organismo. Este proceso se refiere al calor que tu cuerpo genera para digerir los alimentos. A mayor termogénesis, quemarás más kilocalorías, acelerarás tu metabolismo y podrás bajar esas libras de más.

En caso de que no consigas la cúrcuma, puedes reemplazarla por el jengibre, ya que las dos raíces tienen esta misma propiedad para ayudarte a perder peso.

Para tener un metabolismo saludable es preciso que el sistema gastrointestinal funcione correctamente. Las investigaciones recientes muestran que la curcumina mejora la digestión y estimula la producción de bilis, manteniéndote libre de gases, evitando la acidez y previniendo la inflamación abdominal. También funciona como un eficiente depurador de tu hígado, provocando una mayor eliminación de toxinas, un mejor metabolismo de las grasas y una continua regeneración de las células hepáticas.

La cúrcuma es reconocida por sus propiedades antiinflamatorias. Es por esto que ha sido utilizada desde la antigüedad para disminuir la inflamación y calmar el dolor de manera natural. En este aspecto en particular puedes considerarla un gran soporte para la salud de tus huesos y articulaciones. También se destaca por ser uno de los alimentos con mayor contenido de antioxidantes, cualidad que le otorga capacidades especiales para proteger tu cuerpo de enfermedades graves como el cáncer y el Alzheimer.

Bebidas infalibles para desinflamar el vientre

Un abdomen abultado y prominente es asociado generalmente con la acumulación de grasa, pero la realidad es que existen otros factores que también pueden influir de manera determinante en esta apariencia, como es la retención de líquidos y la inflamación abdominal causada por trastornos en el funcionamiento del sistema gastrointestinal.

Constantemente recibo consultas y preguntas de personas que experimentan hinchazón abdominal y se frustran porque, aunque hacen dieta y ejercicio, la inflamación no desvanece. También es muy común que me pregunten porqué en las mañanas el estómago está más plano y a medida que va transcurriendo el día va aumentando de volumen. Si te sientes identificado con alguno de estos casos no te sientas solo porque este es un mal de nuestros tiempos debido a los malos hábitos alimenticios; a la saturación de colorantes, preservativos y químicos; al sedentarismo y al estrés, que han desequilibrado el metabolismo de los alimentos y han afectado en gran medida el correcto desempeño de tu sistema digestivo. Por eso lo primero que debes hacer para descartar cualquier condición de salud y atacar el problema desde su raíz es visitar a tu doctor para que te realice un diagnóstico médico y puedas comenzar un tratamiento específico para tu caso.

También te recomiendo tomar medidas sencillas y prácticas que te van a ayudar a sentir alivio, como realizar actividad física periodicamente, consumir la dosis recomendada de fibra diaria, incluir probióticos en tu dieta, beber suficiente agua y eliminar alimentos que tienden a ocasionar gases e inflamación, como son las legumbres no germinadas, las coles, el brócoli, la coliflor, el repollo, los endulzantes artificiales, el chicle, las sodas y las harinas refinadas, entre otros. Sin embargo, todos tenemos una tolerancia diferente a los alimentos, así que monitorea e identifica cuáles te ocasionan una mayor reacción para que los consumas con moderación.

Jugo para calmar y desinflamar el abdomen con manzana y apio en infusión de manzanilla

Ingredientes:
1 vaso de infusión de manzanilla
2 manzanas verdes
1 tallo de apio
1 ramo de perejil
Hielo al gusto
Endulza con Stevia si deseas

Preparación:
En primer lugar debes preparar la infusión de manzanilla de la siguiente manera: Pon un vaso de agua de 10 onzas a fuego alto hasta que llegue a ebullición, remuévela del fuego, agrega una bolsita o una cucharada de manzanilla en rama, deja reposar hasta que se enfríe, cuela y reserva. Posteriormente pasa las manzanas, el apio y el perejil por el extractor, mezcla el jugo resultante con la infusión de manzanilla, agrega la Stevia y bebe enseguida este jugo como soporte para regular el funcionamiento de tu sistema digestivo.

LA MANZANILLA: UN BÁLSAMO PARA TU ESTÓMAGO

La manzanilla es una de las plantas más utilizadas dentro de la medicina natural para tratar problemas del sistema gastrointestinal. Sus propiedades calmantes y digestivas son muy útiles para mitigar las molestias que presentan personas con digestiones difíciles y con tendencia a acumular gases en el estómago. Además tiene propiedades antiinflamatorias y antiespasmódicas, las cuales la convierten en un alimento muy eficaz para reducir la inflamación del abdomen, calmar los espasmos intestinales y aliviar los dolores estomacales.

Pero la manzanilla no solo alivia las molestias; también cumple una función protectora y reparadora de la membrana gástrica de gran ayuda para las personas que tienen afectado algún órgano del aparato digestivo. Adicionalmente, la manzanilla se considera un diurético suave que previene la retención de líquidos y ayuda a eliminar el exceso de ellos en el cuerpo fomentando la expulsión de toxinas.

Licuado para reducir la inflamación del vientre con melón verde, apio y jengibre

Ingredientes:

2 rodajas de melón verde, picadas
1 tallo de apio
1 trozo pequeño de jengibre
½ vaso de agua
Hielo al gusto
Endulza con Stevia si deseas

Preparación:

Licúa todos los ingredientes (excepto la Stevia) hasta que estén bien incorporados, sirve sin colar preferiblemente, agrega la Stevia y este útil licuado estará listo para darle sosiego y tranquilidad a tu estómago. Bébelo regularmente y altérnalo con las otras opciones de este capítulo para que obtengas mejores resultados.

Agua fresca para eliminar la inflamación del estómago con jengibre, limón, pepino y menta

Ingredientes:

12 hojas de menta
1 pepino mediano
El zumo de un limón
2 litros de agua
2 cucharadas de jengibre rallado
2 rodajas de limón
Hielo al gusto

Preparación:

Es muy sencillo. Lo primero que debes hacer es la infusión de menta. Hierve un vaso de agua de 10 onzas, remuévela del fuego, agrega 10 hojas de menta, coloca la tapa para conservar el calor, déjala reposar y resérvala. Luego licúa el pepino en medio vaso de agua hasta que se haga una mezcla homogénea, sirve sin colar en una jarra, añade la infusión de menta sin las hojas, el zumo de limón previamente exprimido y los 2 litros de agua. Mezcla bien, agrega el jengibre rallado, 2 hojas de menta frescas y las 2 rodajas de limón.

Esta agua fresca debes dejarla en reposo dos horas en el refrigerador para que todas las sustancias se emulsionen y se logre una mayor concentración de los nutrientes. Te recomiendo beberla a lo largo del día y, muy importante, después de cada comida principal.

EL JENGIBRE, UN ALIMENTO QUE ATACA
LA RAÍZ DE TUS PROBLEMAS

El jengibre es un alimento milenario muy popular en la gastronomía moderna por su aroma y sabor intenso. Lo que muchas personas no saben es que en la antigüedad su valor se limitaba a su gran poder curativo, hasta el punto de ser considerado más efectivo que los medicamentos. Ahora puedes gozar de esta exótica raíz con el conocimiento de que su aporte no se limita solamente a satisfacer tu sentido del gusto, sino que su ingesta también puede beneficiar múltiples aspectos de tu salud, es decir, es como si te tomaras una medicina concentrada y potente con un exótico sabor picante y delicioso.

Te confieso que al principio su sabor no era de mi total agrado, pero como siempre he sido firme y perseverante cuando se trata de optimizar mi salud, lograr mis metas y potenciar mi rendimiento físico, empecé a incorporarlo en diferentes recetas hasta el punto de considerarlo en la actualidad un alimento indispensable en mi lista de compras.

El jengibre es una raíz con extraordinarios poderes, entre los que se destaca su gran capacidad para estimular la pérdida de peso, ya que al igual que la cúrcuma tiene efecto termogénico que acelera tu quema de grasa y por consiguiente permite que pierdas peso. Es por esto que también te recomiendo beber jugos con jengibre antes de tu actividad física, principalmente cuando realices ejercicio cardio-vascular o entrenamientos intensos de intervalos en los que alternes ejercicios aeróbicos con ejercicios de resistencia.

El jengibre tiene una acción estimulante para el páncreas que aumenta la cantidad de enzimas que intervienen en el proceso digestivo. Por consiguiente, optimiza la actividad del estómago y los intestinos, facilitando la absorción de los alimentos. Su gran poderío no se queda allí. Esta maravillosa raíz procura el equilibrio de tu flora intestinal porque actúa como antibiótico natural, combatiendo bacterias infecciosas, y te aporta un beneficio probiótico, contribuyendo a que proliferen las bacterias buenas para que se adhieran a las paredes de tu intestino, evitando que se alojen bacterias dañinas que en muchas ocasiones son las causantes de las reacciones inflamatorias en tu vientre.

El jengibre es un alimento muy completo y multifacético que, además, fortalece tu sistema inmunológico, es un gran antiinflamatorio de las articulaciones, favorece tu salud cardiovascular, te ayuda a suprimir el apetito y contiene una extensa variedad de antioxidantes que lo hacen muy efectivo en tratamientos para mejorar la salud y la apariencia de tu piel y de tu cabello.

Jugos y licuados diuréticos para evitar y eliminar los líquidos retenidos

La retención de líquidos es la consecuencia de la acumulación de agua en los tejidos de tu organismo, la cual se presenta cuando hay un desequilibrio entre las fuerzas que regulan el paso de los líquidos de una zona a otra. Los órganos que se encargan de eliminarlos son los riñones y las glándulas sudoríparas, pero tu cuerpo los almacena si por algún trastorno, desorden o padecimiento es incapaz de expulsar el exceso de ellos.

Todos hemos experimentado retención de líquidos en algún momento de nuestras vidas, principalmente las mujeres, que en ciertas etapas presentamos retención e inflamación por cambios hormonales que ocurren durante el ciclo mensual, el embarazo y la menopausia. Estos casos son fáciles de determinar porque obedecen a cambios naturales del organismo. Sin embargo, hay otros factores que pueden provocar la acumulación de líquidos, como la ingesta de anticonceptivos orales y otros medicamentos; problemas circulatorios; patologías que comprometen el hígado, el riñón o el corazón; la obesidad; permanecer de pie o sentado durante muchas horas; consumir comida chatarra en exceso; ingerir cantidades elevadas de sodio; el sedentarismo; el estrés y hasta los cambios climáticos.

¿Cómo puedes identificar si estás reteniendo líquidos? Si presentas un aumento de peso significativo de un día para otro o si experimentas hinchazón en los ojos, manos, pies, abdomen o tobillos o si presionas con un dedo alguna parte de tu cuerpo y tu piel queda marcada por unos segundos, puedes estar reteniendo líquidos. Es muy importante que no lo pases por alto y que visites a tu médico para que analice las posibles causas y puedas empezar un tratamiento adecuado y oportuno si así lo requieres.

Estas son algunas recomendaciones generales que debes tener en cuenta para que prevengas y elimines los líquidos retenidos:

- El aporte adecuado diario de agua: Recuerda consumir dos litros de agua al día. La mayor parte de ellos debe provenir de agua pura, y debes complementarlos con jugos, sopas, infusiones y el contenido de agua de los alimentos. Muchas personas al experimentar síntomas de retención de líquidos cometen el grave error de disminuir o suprimir el consumo de estos, agravando aun más el problema, pues si tu cuerpo detecta que no estás ingiriendo suficiente agua, reacciona almacenando fluidos de reserva.

- Consumo moderado de sodio: Uno de los principales causantes de la retención de líquidos y de la inflamación en general es el sodio. A mayor cantidad de este mineral en tu organismo, mayor será la probabilidad de que retengas líquidos. De ahí la importancia de seguir una dieta baja en sal.

- Inicia una dieta rica en alimentos con efecto diurético, como frutas, vegetales, verduras, hortalizas e infusiones. La naturaleza te proporciona una amplia variedad de alimentos para ayudarte a aliviar estos molestos síntomas, ya sea por su aporte de agua o porque contienen cantidades significativas de potasio y cloro, minerales encargados de mantener el equilibrio hídrico de tu organismo y de contrarrestar los niveles de sodio. Una lista de alimentos ricos en potasio y en cloro la encuentras en el capítulo acerca de los minerales.

- Mantente activo: El ejercicio físico mejora los síntomas al activar tu circulación sanguínea y regula los niveles de líquidos al estimular su pérdida a través de la sudoración. Todas las actividades físicas son beneficiosas, aunque las más indicadas para este propósito son: caminar, montar en bicicleta, entrenamiento de intervalos, trotar, correr y kickboxing; es decir, actividades que aceleran tu ritmo cardíaco. Pero si tengo que escoger una ganadora, sería la natación en el mar porque al sumergirte aumentas la presión, estimulando la salida de los líquidos retenidos; además, el movimiento de las olas te da un masaje que favorece el drenaje linfático.

Si eres una persona con tendencia a retener líquidos, te recomiendo consumir los siguientes jugos y licuados, alternándolos periódicamente para que obtengas los fabulosos beneficios de sus diferentes ingredientes activos. Los días que presentes mayores síntomas e hinchazón debes beber uno en la mañana y otro en la tarde, y los días restantes puedes beberlos regularmente como medida preventiva. Aunque sean jugos naturales con alto poder diurético, no debes consumirlos en exceso.

**Jugo para eliminar los líquidos retenidos
con pera y espárragos en infusión de té verde**

Ingredientes:

1 pera verde
3 espárragos
1 pepino
1 vaso de infusión de té verde
Hielo al gusto
Endulza con Stevia si deseas

Preparación:

Pasa todos los ingredientes por el extractor (excepto la Stevia), luego agrega el jugo resultante al vaso de infusión de té verde, añade la Stevia, mezcla bien y bebe inmediatamente para sentirte más liviano y deshinchado.

El té verde es reconocido a nivel mundial por su poder antioxidante y diurético y es muy útil para combatir la retención de líquidos y reducir tu volumen corporal.

Elevación alternada de rodilla (página 186)

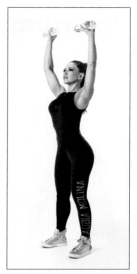
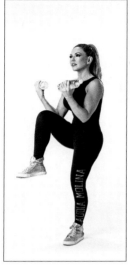
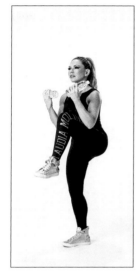

Posición 1   Posición 2   Posición 3

Inclinación lateral alternada (página 186)

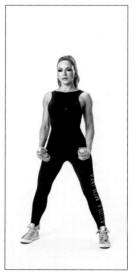
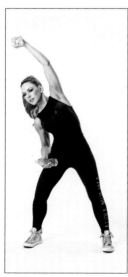
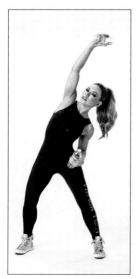
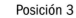

Posición 1   Posición 2   Posición 3

Arco alrededor del mundo (página 187)

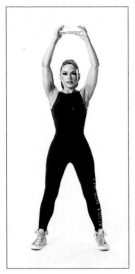 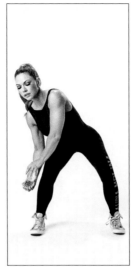 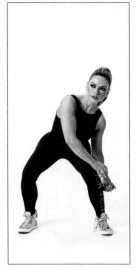

| Posición 1 | Posición 2 | Posición 3 |

Patada hacia el frente (página 187)

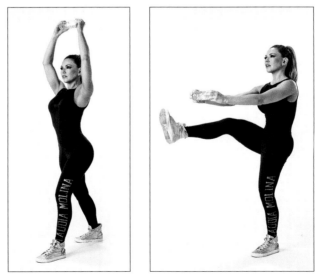

| Posición 1 | Posición 2 |

Péndulo hasta formar la Posición *V* (página 188)

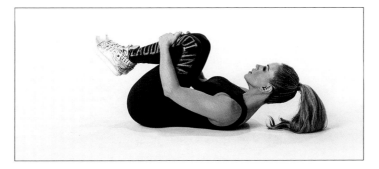

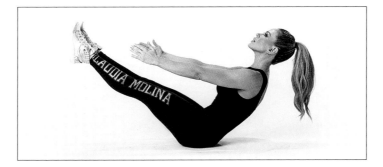

Posición *V* Isométrica (página 188)

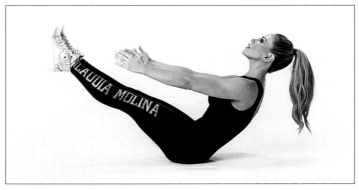

Sostén esta posición durante 30 segundos.

Alpinista (página 189)

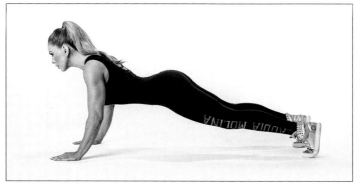

Posición 1

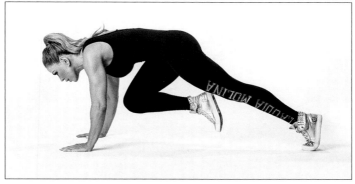

Posición 2

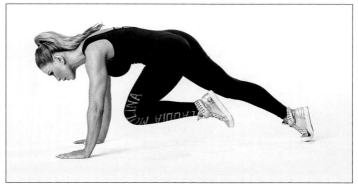

Posición 3

Plancha tocando las rodillas (página 189)

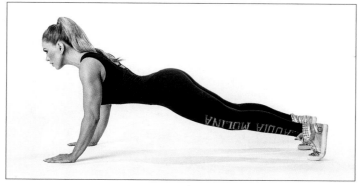

Posición 1

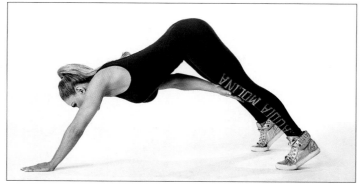

Posición 2

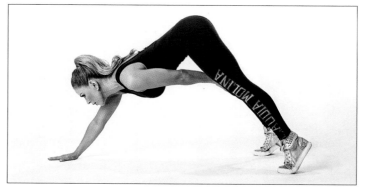

Posición 3

Plancha sostenida (página 190)

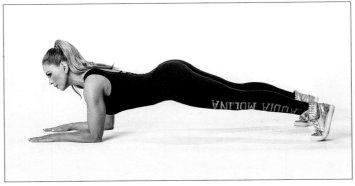

Mantén esta posición durante 30 segundos.

Contracción de oblicuos (página 190)

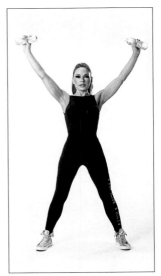 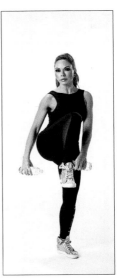 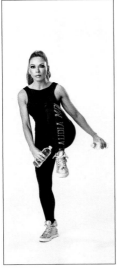

Posición 1   Posición 2   Posición 3

Giro de bailarina de ballet (página 191)

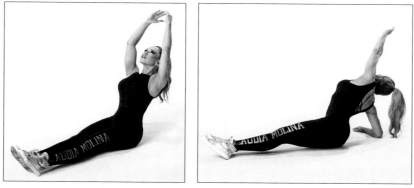

Posición 1

Posición 2

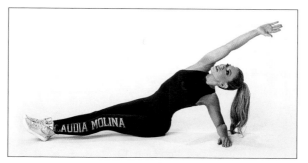

Posición 3

Isométrico lateral (página 191)

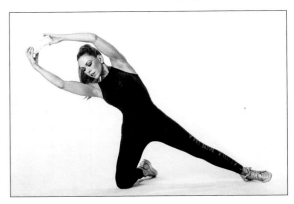

Sostén esta posición
durante 30 segundos
en total divididos en
15 segundos a cada lado.

Estiramiento de cobra (página 192)

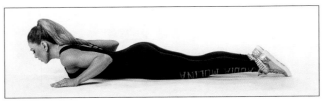

Posición 1

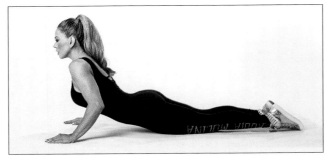

Posición 2

Jugo para expulsar los líquidos acumulados con piña y apio en infusión de cola de caballo

Ingredientes:

1 rodaja de melón cantalupo (*cantaloupe*)
1 rodaja de piña
1 rábano
1 tallo de apio
1 vaso de infusión de cola de caballo
Hielo al gusto
Endulza con Stevia si deseas

Preparación:

Pasa todos los ingredientes por el extractor (excepto la Stevia), agrega el jugo resultante a la infusión de cola de caballo, adiciona la Stevia y bebe este maravilloso jugo diurético para que estimules y aceleres la pérdida de los líquidos que tienes retenidos.

La cola de caballo es una planta que se destaca por sus múltiples propiedades y aplicaciones para la salud y la estética. Es un diurético natural por excelencia con gran capacidad para eliminar líquidos; además, es una gran ayuda para las personas que desean limpiar su organismo y combatir la celulitis, porque su efecto depurativo expulsa toxinas, exceso de grasa y material de desecho acumulado. Es por esta poderosa razón que es el ingrediente estrella de este jugo.

Licuado para drenar los líquidos retenidos con sandía y arándanos rojos en infusión de diente de león

Ingredientes:

1 taza de sandía
¼ taza de arándanos rojos
½ pepino grande
1 vaso de infusión de diente de león
Hielo al gusto
Endulza con Stevia si deseas

Preparación:

Licúa todos los ingredientes (excepto la Stevia) en la infusión de diente de león, sirve sin colar, agrega la Stevia y deléitate con este delicioso y refrescante licuado que puede darte un gran alivio en esos momentos de crisis.

El diente de león o *dandelion* es una planta con importantes beneficios: tiene un poderoso efecto diurético por su alto contenido de potasio, propiciando el equilibro de los fluidos corporales; un gran poder desintoxicante que limpia la sangre de toxinas; y una valiosa función protectora que defiende el hígado de daños ocasionados por la intoxicación alimenticia o química.

**Licuado poderoso para limpiar el hígado
y mantener equilibrados los líquidos corporales
con alcachofa y moras negras**

Ingredientes:

1 corazón de alcachofa
½ litro de agua
¼ de taza de moras negras
Hielo al gusto

Preparación:

En primer lugar, pon a hervir el corazón de una alcachofa en medio litro de agua hasta que esté bien cocinado, retíralo del fuego y déjalo enfriar. Posteriormente, licúa las moras negras y el corazón de la alcachofa en el agua de cocción hasta que estén completamente incorporados, cuela, sirve y bebe este jugo periódicamente como un potenciador de tu salud porque tiene cualidades excepcionales para depurar tu hígado y estimular la eliminación de líquidos y sustancias tóxicas.

Jugos y licuados para combatir la odiosa celulitis

La celulitis es un problema que aqueja a la gran mayoría de las mujeres, por eso encontrar la fórmula mágica para eliminarla completamente se ha vuelto un desafío para los médicos, los esteticistas, las casas de productos de belleza —en fin, para todos. Y es que esta condición, si bien afecta en mayor grado a las personas con sobrepeso y obesidad, no es exclusiva de ellas porque existen muchas mujeres que la padecen aun estando en su peso ideal, o incluso pueden tenerla mujeres atletas que tienen una actividad física intensa.

La explicación de por qué las mujeres somos menos afortunadas que los hombres en este aspecto tiene varios fundamentos. Uno de ellos es que las mujeres genéticamente tenemos mayor contenido graso en los tejidos que ellos y, por otro lado, la celulitis es un fenómeno de origen circulatorio y hormonal muy ligado a las fluctuaciones de los niveles de estrógenos, que son hormonas típicamente femeninas. Por estos motivos somos más propensas a padecerla, intensificándose en ciertas épocas de la vida, como la pubertad, el ciclo mensual, el embarazo y la menopausia.

La celulitis se forma por la combinación de depósitos de grasa, líquidos y toxinas que se almacenan debajo del tejido conjuntivo, ocasionando flacidez, inflamación y, en casos más severos, dolor en el área acumulada. Además estropea y envejece la apariencia de la piel en esa zona y origina la antiestética piel de naranja. Está claro que genéticamente las mujeres somos más susceptibles a la celulitis, pero también es una realidad que existen otros factores que pueden acelerar su aparición y severidad, como son las alteraciones de la función hepática, la mala circulación, el insuficiente consumo de agua, una alimentación inadecuada, tener una vida sedentaria, permanecer muchas horas sentado o de pie, el estrés, el tabaco, el café en exceso y el licor.

Combatirla integralmente requiere varios pasos. El primero es visitar periódicamente a tu médico para que mantengas controlados tus niveles hormonales, y el segundo es tener en cuenta los siguientes factores que te van a ayudar a tomar las medidas pertinentes para que ataques a la celulitis por diferentes frentes.

Hábitos alimenticios: Ya tienes claro que la celulitis no es solo grasa, sino también acumulación de toxinas; por esta razón te recomiendo realizar mi plan de desintoxicación de tres días para que inicies tu batalla contra la celulitis con un plan de depuración profunda que estimule la expulsión de una gran cantidad de sustancias tóxicas en poco tiempo. Si continúas el proceso con una ingesta de kilocalorías moderada a base de alimentos diuréticos y altos en potasio favorecerás la eliminación de líquidos retenidos; y si además la complementas con alimentos ricos en vitamina A, C y E estimularás la producción de colágeno para mejorar la apariencia de tu piel. Ahora bien, para atacar propiamente esos depósitos de grasa debes seguir todos los lineamientos que he compartido contigo en este libro y que tienen como objetivo principal darte una mano para que logres tu peso ideal y mantengas saludable tu porcentaje de grasa corporal.

Precisamente en este capítulo te ofrezco como recurso adicional varias opciones de jugos y licuados muy efectivos que yo he usado por muchos años de manera preventiva y que te recomiendo incluir en tu diario vivir porque pueden apoyarte en tu camino a erradicar la celulitis.

Actividad física: Es otro factor ineludible en tu lucha contra la celulitis. Si bien la alimentación te aporta los nutrientes necesarios y las sustancias específicas para combatir este trastorno, es a través del ejercicio físico que quemas los cúmulos de grasa y tonificas los músculos en los que tienes alojada la celulitis para estimular la circulación sanguínea y propiciar su irrigación y posterior eliminación.

Ayudas adicionales: Te recomiendo algunas prácticas que a mí me han funcionado muy bien y que no son invasivas ni muy costosas. Cada vez que tomo un baño, acostumbro a dirigir el agua fría con un poco de presión hacia las zonas donde se acumula la grasa más frecuentemente, como son las piernas, las caderas, los glúteos, la cintura, el abdomen y los brazos, con el fin de estimular la circulación y mejorar la apariencia de mi piel.

Además, uso frecuentemente una crema a base de algas marinas como método complementario para prevenir la celulitis, humectar la piel y en el verano lograr un lindo color canela porque el yodo que contiene acelera el bronceado disminuyendo el tiempo de exposición solar. También me realizo periódicamente masajes de drenaje linfático con una profesional para restablecer el equilibrio de agua en mi cuerpo, reactivar la circulación, moldear mi figura, suavizar mi piel y aumentar el drenaje de grasa, líquidos y toxinas hacia los ganglios linfáticos para expulsarlos posteriormente.

Ten en cuenta que la guerra contra la celulitis debe ser una lucha diaria, constante y perseverante; así que si empiezas a ver buenos resultados no te tranquilices y vuelvas a tus hábitos anteriores porque puedes disimularla y mantenerla dormida, pero si te descuidas ella tiene la propiedad de despertarse muy fácilmente.

Jugo para exterminar la celulitis con toronja, jengibre, cúrcuma y pimienta cayena

Ingredientes:

½ toronja
½ limón sin cáscara
1 trozo pequeño de jengibre
1 trozo pequeño de cúrcuma o *turmeric*
1 vaso de jugo de naranja natural recién exprimido
1 pizca de pimienta cayena
Hielo al gusto
Endulza con Stevia si deseas

Preparación:

Pasa todos los ingredientes (excepto el jugo de naranja y la pimienta cayena) por el extractor, adiciona el jugo de naranja natural, agrega la pimienta cayena, mezcla bien y bebe enseguida. Este exquisito jugo es especialmente útil para combatir la piel de naranja, pero para que sea realmente efectivo debes consumirlo de dos a tres veces por semana.

Jugo para decirle adiós a la piel de naranja con piña, zanahoria y betabel

Ingredientes:

1 rodaja de piña
1 zanahoria
1 betabel o remolacha
1 pepino grande
Hielo al gusto
Endulza con Stevia si deseas

Preparación:

Pasa todos los ingredientes por el extractor y bebe enseguida este súper jugo que te va a encantar por su delicioso sabor y por los maravillosos resultados que vas a empezar a notar, principalmente en la apariencia de tu piel al tornarla más homogénea y suave disminuyendo los abultamientos y la inflamación del área.

EL AGUA DE COCO: UN NÉCTAR DE LA NATURALEZA

El agua de coco es un líquido refrescante y de color claro que se encuentra en el interior de los cocos tiernos y verdes. Es una bebida muy nutritiva y deliciosa que además de hidratar y refrescar, rocía internamente tu organismo de nutrientes puros que pueden beneficiar tu salud en diferentes aspectos. Para empezar, es una bebida que te aporta pocas kilocalorías; su contenido de carbohidratos es bajo porque, al ser un fruto todavía inmaduro, no ha acumulado suficiente cantidad de azúcares ni de grasas, convirtiéndola en una excelente alternativa para las personas que desean bajar de peso, tener un abdomen definido y combatir la celulitis. Su mayor riqueza nutricional radica en su concentración de agua, minerales, oligoelementos, antioxidantes, aminoácidos y algunas vitaminas que le confieren una cualidad hidratante por naturaleza, además de su gran capacidad para regular los líquidos de tu organismo y eliminar toxinas por su alto contenido de potasio y singular equilibrio entre cuatro electrolitos esenciales en tu organismo: el calcio, el magnesio, el fósforo y el sodio. Son estas cualidades (hidratante, reguladora de electrolitos y desintoxicante) las que debes aprovechar para lograr tu meta de eliminar la celulitis.

También es rica en enzimas que te ayudan a metabolizar los alimentos de manera más eficiente y tiene magníficas propiedades antioxidantes que pueden mejorar la apariencia y elasticidad de tu piel. Como puedes darte cuenta, el agua de coco tierno es muy saludable, pero aun así debes consumirla con moderación.

Licuado anticelulitis con piña, pepino y agua de coco verde

Ingredientes:
2 rodajas de piña
1 pepino
1 vaso de agua de coco verde de 10 onzas
Hielo al gusto
Endulza con Stevia si deseas

Preparación:
Licúa todos los ingredientes (excepto la Stevia), sirve sin colar, agrega la Stevia y bébelo con frecuencia para que sus ingredientes actúen poco a poco pero continuamente.

Bebida con propiedades laxantes

Así como el cuerpo retiene líquidos, también puede retener materias de desecho en el intestino, generando episodios de estreñimiento muy molestos e incluso dolorosos. Es un trastorno relacionado con el aparato digestivo en el que la evacuación de desechos sólidos resulta escasa o infrecuente, ocasionando inadecuada absorción de los nutrientes, dolores de cabeza, inflamación abdominal, presencia de gases, dolores estomacales y espasmos, entre muchos otros.

Existen patologías graves y problemas psicológicos que pueden provocar el estreñimiento. Por eso es muy importante que le prestes atención y consultes con tu médico, pero si lo padeces ocasionalmente no es algo de qué preocuparse porque este trastorno afecta actualmente a un gran porcentaje de la población, en muchos casos como respuesta del organismo a malos hábitos alimenticios y, en general, al estilo de vida acelerado de nuestros tiempos.

Entre estos malos hábitos se encuentran:

Una dieta inadecuada

Deficiente consumo de fibra

Ingesta insuficiente de agua

Falta de ejercicio físico

Abuso de laxantes

El estrés y la ansiedad

A continuación encontrarás una receta muy útil para tratar el estreñimiento de manera natural con alimentos muy efectivos para mejorar los síntomas y estimular la evacuación.

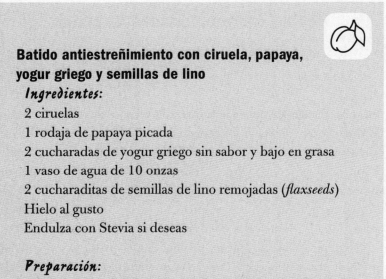

Batido antiestreñimiento con ciruela, papaya, yogur griego y semillas de lino

Ingredientes:

2 ciruelas
1 rodaja de papaya picada
2 cucharadas de yogur griego sin sabor y bajo en grasa
1 vaso de agua de 10 onzas
2 cucharaditas de semillas de lino remojadas (*flaxseeds*)
Hielo al gusto
Endulza con Stevia si deseas

Preparación:

Licúa todos los ingredientes (excepto las semillas de lino y la Stevia) hasta que se encuentren completamente homogéneos, sirve sin colar, agrega las semillas de lino y la Stevia y podrás beber este práctico y efectivo jugo para que estimules los movimientos del intestino y sientas alivio. Te recomiendo beberlo regularmente en ayunas para que fomentes el movimiento intestinal.

Este jugo tiene una gran combinación de alimentos naturales con poderes laxantes suaves y con propiedades reguladoras del sistema gastrointestinal para que te sientas mejor y evites esta molestia en el futuro. Estos alimentos son:

La ciruela: Es uno de los alimentos naturales más efectivos para prevenir el estreñimiento. Su riqueza en fibra aumenta el volumen de la materia de desecho e incentiva las contracciones intestinales para facilitar su evacuación. Para este efecto las puedes consumir frescas o secas; en este último caso te recomiendo remojarlas durante toda la noche o sea, que realices el mismo procedimiento de activación que te expliqué con las semillas y los frutos secos. Pero debes tener claro que las ciruelas pasas o secas tienen un mayor contenido de hidratos de carbono que las ciruelas frescas, que son bajas en kilocalorías y ricas en potasio, propiedad que además te beneficia en la eliminación de líquidos retenidos.

La papaya o lechosa: Es una fruta tropical que se ha utilizado a lo largo de los años para aliviar problemas digestivos y tratar anomalías del tránsito intestinal. Su contenido de papaína le confiere propiedades medicinales muy útiles para prevenir el estreñimiento y propiciar la evacuación de desechos sólidos.

El yogur griego: Es un producto lácteo que se ha popularizado en los últimos tiempos por sus grandes beneficios para la salud. Uno de ellos es su valioso contenido de probióticos, los microorganismos vivos necesarios para mantener o mejorar tu salud gastrointestinal y conservar un sano equilibrio de tu flora intestinal para evitar el estreñimiento, aumentar la síntesis de la vitamina B, favorecer la absorción del calcio, fortalecer tu sistema inmunológico y reducir los efectos de los tratamientos con antibióticos.

Su delicioso sabor y gran aporte de proteínas lo ha convertido en uno de los productos favoritos para cuidar la línea. Es por esto que te lo recomiendo con especial atención. Este gran aporte de proteína es uno de los factores que lo hace ideal para quienes quieren reducir sus niveles de grasa corporal y aumentar su masa muscular.

Puede llegar a contener el doble de proteína que el yogur común, factor que te puede colaborar en gran medida a lograr tu meta si lo complementas, por supuesto, con entrenamientos constantes, variados y estratégicamente diseñados. Mira esta comparación: una taza de yogur natural común descremado puede contener entre 5 g y 10 g de proteína, mientras que la misma porción de yogur griego te puede aportar entre 13 g y 22 g de proteína. Además, otra gran ventaja es su moderado contenido de sodio que, según el Departamento de Agricultura de los Estados Unidos (USDA, por sus siglas en inglés), puede ser hasta un 50% menos que el yogur tradicional.

Te recomiendo consumir la versión baja en grasa, sin sabor y con probióticos. Ahora bien, en casos de estreñimiento frecuente te recomiendo tomar suplementos de probióticos para que la ingesta sea más concentrada y refuerces el funcionamiento de tu sistema gastrointestinal.

Las semillas de lino o linaza: Por su riqueza en fibras solubles son un alimento muy efectivo para combatir el estreñimiento y mejorar la motilidad intestinal de una manera natural sin tener que recurrir a laxantes artificiales. El secreto está en su riqueza en mucílagos y pectinas, fibras solubles que, al ser ingeridas, entran en contacto con diferentes líquidos, formando una especie de pasta densa que favorece el efecto de arrastre y evacuación de los desechos. Al fomentar el movimiento natural del intestino, no corres el riesgo de depender de ellas en el futuro para activar el movimiento intestinal.

Jugos y licuados que te llenarán de energía y vitalidad

Siempre me he caracterizado por tener mucha energía y resistencia física, hasta el punto de coronarme campeona de aeróbicos en mi país, Colombia, durante dos años consecutivos en maratones de resistencia y coordinación, en los que se evaluaba la concentración de los participantes para memorizar diferentes coreografías y la resistencia física para ejecutar las rutinas durante horas hasta que quedara solo una persona ganadora. Y puedo decirte que no miro aquellos tiempos con añoranza porque esa misma energía la conservo hasta ahora gracias a que siempre le he dado prioridad en mi dieta a alimentos que tienen poderes especiales para potenciar mis niveles de energía e inyectarle vitalidad a mi vida.

Y sí, en la naturaleza encuentras alimentos con propiedades extraordinarias que pueden levantarte el ánimo y elevar tus capacidades para que tengas un mejor desempeño, tanto físico como mental. Por eso a continuación te presento tres excelentes fórmulas de jugos energéticos que pueden convertirse en tu arma secreta para que destelles dinamismo y vivacidad.

Licuado revitalizante con betabel, uvas rojas y maca

Ingredientes:

1 betabel
¼ de taza de uvas rojas
1 ramo de perejil
1 vaso de agua de 10 onzas
El zumo de una naranja recién exprimida
1 cucharada de maca en polvo
Hielo al gusto
Endulza con Stevia si deseas

Preparación:

Licúa todos los ingredientes (excepto el zumo de naranja, la Stevia y la maca) hasta que estén completamente integrados, sirve sin colar, agrega el zumo de naranja, la Stevia y la maca. Mezcla bien todos los ingredientes y bebe, especialmente en los días que necesites energía extra o que te sientas decaído o agotado. Te confieso que este batido es uno de mis favoritos porque siento que mi cuerpo responde muy positivamente a sus propiedades, permitiéndome progresar en mis entrenamientos y cumplir mi agenda a cabalidad los días que está llena de actividades.

LA MACA, UN ENERGIZANTE NATURAL

La maca es una raíz que crece en las alturas de los Andes peruanos y bolivianos. Aunque las poblaciones indígenas la conocen y la han usado desde hace siglos, últimamente se ha popularizado su poder medicinal y ha cobrado gran notoriedad por sus extraordinarias propiedades curativas y embellecedoras. Es considerada un "súper alimento" gracias a su riqueza en aminoácidos, carbohidratos, ácidos grasos, vitaminas, minerales, fibra, etc.

Entre sus múltiples propiedades hay una que a mí me ha ayudado mucho: su gran capacidad energética, reconstituyente y estimulante natural. Cuando la incorporas a tu alimentación de manera continua puede mejorar tu capacidad física y mental, potenciar tu rendimiento deportivo, favorecer tu desarrollo muscular y facilitar la recuperación de tu organismo de la fatiga, el agotamiento mental o el estrés.

Otro gran aporte de la maca es su notable capacidad para regular el sistema endocrino, encargado de segregar las hormonas necesarias para el normal cumplimiento de funciones corporales y metabólicas esenciales, como la función sexual, la función reproductiva, la digestión, la función cerebral, el sistema nervioso y los niveles de energía. Para que tengas armonía física y mental, incluso para que alcances o mantengas un peso ideal, es necesario guardar un equilibrio perfecto a nivel hormonal, y en este aspecto la maca puede ser un gran soporte para ti.

Sus propiedades medicinales son muy amplias, pero en este caso me enfoqué en las que te ayudan específicamente a potenciar tus niveles de energía y lograr tus metas corporales. Aunque no puedo dejar de resaltar su cualidad para reforzar tu sistema inmunológico, su poder antioxidante para retrasar el proceso de envejecimiento natural y su capacidad para rejuvenecer tu piel y cabello.

Licuado energético con mango, quinoa roja y semillas de chía

Ingredientes:

2 cucharadas de quinoa roja germinada
½ mango
1 vaso de leche (de vaca baja en grasa, de soja,
   de almendras o de lino como *Flaxmilk*)
1 cucharadita de semillas de chía remojadas
   (*chia seeds*)
Hielo al gusto
Endulza con Stevia si deseas

Preparación:

Licúa todos los ingredientes (excepto las semillas de chía y la Stevia) en la leche, cuela, sirve, agrega las semillas de chía remojadas y la Stevia, mezcla bien y bebe principalmente en la mañana esta explosión de energía.

GANA ENERGÍA Y BIENESTAR CONSUMIENDO SEMILLAS DE CHÍA

La chía es una planta cuya semilla ha sido utilizada desde la época de los aztecas y de los mayas como un alimento energético que los ayudaba a alimentar a los guerreros para tener mayor resistencia cuando tenían que hacer travesías prolongadas.

Es asombroso que, siendo tan pequeñas, tengan un valor nutricional tan alto y un aporte calórico tan bajo: una cucharada de 10 g te aporta alrededor de 50 kilocalorías. Son ricas en carbohidratos complejos y fibra, especialmente una fibra soluble llamada mucílago que al entrar en contacto con el agua forma un líquido gelatinoso, haciéndolas crecer cuatro veces su tamaño. Este gel en el estómago hace que absorbas los alimentos más lentamente, regulando tus niveles de azúcar en la sangre; permite que bajes o controles tu peso porque te proporciona saciedad por largo tiempo; logra que reduzcas tu ingesta de kilocalorías, controlando los antojos; y facilita que le suministres a tu organismo energía constante. Además, las semillas de chía contienen fibra insoluble, esencial para mantener una flora intestinal sana, evitar el estreñimiento y prevenir el cáncer de colon.

Dentro de su gran valor nutricional se destaca su aporte de proteínas; ácidos grasos Omega 3, importantes para reducir el colesterol malo e indispensables para una buena salud cardiovascular; calcio, fundamental para prevenir la osteoporosis; potasio, primordial para regular los líquidos del cuerpo; hierro; y ácido fólico. Su valioso contenido de antioxidantes las convierte también en una fórmula fantástica para mantener saludables y hermosos tu cabello, piel y uñas.

Batido recuperador y vigorizante con banano, mantequilla de maní y *müesli*

Ingredientes:

1 banano
2 cucharadas de *müesli*
1 vaso de leche (de vaca baja en grasa, de soja o
   de lino como *Flaxmilk*)
1 cucharada de mantequilla de maní orgánica y
   baja en grasa
½ cucharadita de extracto de vainilla
Hielo al gusto
Endulza con Stevia si deseas

Preparación:

Licúa todos los ingredientes (excepto la Stevia), sirve, agrega la Stevia y mezcla bien. Este fabuloso batido energizante tiene los ingredientes precisos para llenar tu cuerpo de energía, por eso es perfecto para darte fuerza y vigor antes de emprender cualquier jornada.

Bebidas antienvejecimiento para resaltar tu belleza natural

En mi opinión, un factor primordial para preservar la salud, el bienestar y la belleza a pesar del paso de los años es mantener una alimentación saludable con un perfecto balance nutricional que conserve y aplique las recetas de antaño a base de ingredientes naturales; es decir, los trucos de nuestras madres y abuelas y sus métodos de preparación con alimentos puros que nos ofrecían resultados maravillosos y, lo mejor, con efectos duraderos. Hago énfasis en este punto porque la mayoría de las personas busca la solución a sus problemas o inconformidades en los alimentos que se ponen de moda ofreciendo resultados mágicos, pero es muy probable que la verdadera solución sea un alimento milenario que tengas en tu cocina.

Cuando de belleza se trata, la naturaleza es más que dadivosa, porque en ella encuentras una amplia variedad de frutas, verduras, vegetales, semillas, algas marinas, plantas, especias, hierbas, etc., con propiedades excepcionales y únicas para embellecer y rejuvenecer tu apariencia. Creo firmemente y doy fe de que si te alimentas sanamente, duermes bien, te mantienes alejado de los malos hábitos y vicios y practicas ejercicio con regularidad, podrás conservar un cuerpo armónico y bajo en grasa, una piel lozana y un cabello fuerte y abundante, y serás digno de admiración por conservar una apariencia juvenil por mucho tiempo.

A continuación podrás encontrar una lista de jugos y licuados excepcionales para que revitalices y embellezcas tu piel, cabello y uñas sin necesidad de salir de casa. Te aconsejo utilizar estas alternativas durante los días de la semana, ya sea como merienda o como parte de tus desayunos, para que el suministro sea continuo y puedas obtener grandes resultados. Es decir, no son pócimas mágicas, sino los nutrientes que tu organismo requiere constantemente para poder gratificarte con una imagen luminosa y rejuvenecida.

Licuado para embellecer tu piel, cabello y uñas con guayaba, fresa y aloe vera (o sábila)

Ingredientes:

2 guayabas
¼ de taza de fresas
1 trozo de cristal de aloe vera (o sábila)
1 vaso de agua de 10 onzas
Hielo al gusto
Endulza con Stevia si deseas

Preparación:

Licúa todos los ingredientes (excepto la Stevia), cuela, agrega la Stevia y mezcla bien. Te recomiendo beber este licuado tres veces por semana y te aseguro que quedarás fascinado con el delicioso sabor de esta bebida, que es una de mis favoritas, ya que he sido testigo de los grandes poderes de la guayaba y del aloe vera (o sábila) juntos para cuidar e iluminar la belleza de mi piel, cabello y uñas.

LA GUAYABA: EL FRUTO QUE TE PUEDE DEVOLVER LA BELLEZA Y LOZANÍA DE TU JUVENTUD

Desde muy pequeña he sentido una fascinación por la guayaba. A diferencia de muchos niños, que no comen frutas ni vegetales, mis padres tenían que esconderme las guayabas porque las comía todo el día y me parecían tan o más deliciosas que los mismos dulces. Esta simpatía la he mantenido a lo largo de los años, ya no solo por su delicioso sabor y aroma, sino también por su extraordinaria capacidad para conservar la lozanía, belleza y juventud de zonas muy susceptibles y vulnerables al paso de los años, como son la piel, el cabello y las uñas.

La guayaba es como una cajita de sorpresas porque su riqueza en antioxidantes la convierte en lo más parecido a una fórmula milagrosa para disfrutar de una piel radiante libre de signos de envejecimiento como arrugas y líneas de expresión, conservar una cabellera saludable y abundante y fortalecer las uñas.

Todas estas bondades se deben a su alta concentración de vitamina C, uno de los antioxidantes más importantes para estimular el rejuvenecimiento de los tejidos debido a su influencia directa en la producción de colágeno, la proteína encargada de dar firmeza y flexibilidad a la piel, y que además forma parte estructural de los músculos, huesos, ligamentos, tendones, piel, cabello y uñas. Con el paso del tiempo, disminuye la producción natural de colágeno y por eso ocurre el proceso normal de envejecimiento. Sin embargo, si consumes alimentos con propiedades tan extraordinarias como la guayaba podrás conservar una apariencia juvenil por más tiempo. Otro aporte importante es su abundancia en astringentes que contribuyen a tonificar y estirar la piel, así como a mantenerla limpia y libre de grasa. Por eso es muy apropiada para las personas que padecen de acné.

Esta deliciosa fruta tropical es rica en agua, fibra, proteínas, minerales y vitaminas, pero su aporte calórico es bajo, así que es ideal para incluirla en cualquier plan alimenticio, incluso en el de tus niños. Para mí la guayaba es una reina porque tiene cualidades excepcionales para ayudarnos a preservar la juventud y vernos bellas a cualquier edad.

ALOE VERA (O SÁBILA): UN EMBELLECEDOR NATURAL

Anteriormente profundicé en los grandes beneficios del aloe vera (o sábila) para tu salud, pero quise dejar para el final, como un buen postre, sus generosas y espléndidas propiedades para resaltar tu belleza. La sábila es como una amiga dadivosa y desprendida a la que le gusta compartir sus bondades y poderes secretos para ayudarte a lucir radiante y ofrecer soluciones a los padecimientos que atentan con más severidad la vanidad de nosotras las mujeres.

El cabello es una de las partes del cuerpo que llama más la atención y que puede verse afectado por diferentes aspectos, como padecimientos de salud, una nutrición insuficiente o un mal cuidado. Por eso debes atenderlo y tratarlo con especial atención. Constantemente recibo diferentes consultas y preguntas con respecto a mi cabello: ¿cómo hago para mantenerlo sano, largo, fuerte y saludable? La verdad es que lo consiento mucho y procuro cuidarlo siempre con alimentos y plantas naturales que tienen propiedades especiales para nutrirlo desde adentro, de manera que nazca fuerte, resistente y abundante. Uno de mis más fieles aliados para este fin ha sido el aloe vera (o sábila), que me ha acompañado desde mi adolescencia no solo como alimento, sino también como parte de mis tratamientos caseros de belleza.

La pulpa o el cristal de la sábila activa la circulación y la irrigación sanguínea, logrando que lleguen los nutrientes a las células y nazcan nuevos cabellos fuertes y resistentes. También fomenta el crecimiento del cabello al disminuir las cantidades excesivas de sebo que se acumulan en el cuero cabelludo obstruyendo los poros y dificultando su crecimiento.

El aloe vera (o sábila) hidrata y nutre no solo a tu cabello, sino también a tu cuero cabelludo, aportándole humedad, brillo y una apariencia llena de vida.

El aloe vera (o sábila) además tiene una gran capacidad para regenerar tu piel, ya que remueve las células muertas, estimula el crecimiento de células nuevas sanas y expulsa las bacterias, las toxinas y los depósitos de grasa que obstruyen los poros, dando lugar a una piel más homogénea, lisa y suave. Su alto contenido de agua y de nutrientes naturales como vitaminas, minerales, aminoácidos y enzimas (que se encuentran en el cristal), lubrican y humectan tus tejidos internos, manteniendo las células de tu piel hidratadas y en buen estado. Adicionalmente, la sábila estimula la producción de colágeno, la proteína indispensable para retardar el envejecimiento de la piel, cabello y uñas.

Cuando la ingieres con regularidad, esta maravillosa planta ejerce una función depurativa del hígado, uno de los órganos de mayor repercusión e importancia en la salud y lozanía de tu piel porque al este funcionar correctamente ayuda a evitar y disminuir las manchas y retrasar la aparición de surcos y arrugas.

Batido infalible para rejuvenecer tu piel, cabello y uñas con guayaba, gelatina y yogur griego

Ingredientes:

2 guayabas rojas o pulpa de guayaba
1 cucharada de polvo de gelatina sin sabor
1 cucharada de yogur griego bajo en grasa
 y sin sabor
1 vaso de leche de almendras
Hielo al gusto
Endulza con Stevia si deseas

Preparación:

Agrega todos los ingredientes (excepto la Stevia) a la licuadora, procesa hasta que estén completamente mezclados, cuela, agrega la Stevia y sirve. Recomiendo beber esta maravilla de batido tres veces a la semana porque contiene cuatro alimentos súper amigos de tu belleza y aliados permanentes de tu lucha contra el envejecimiento. Es decir, este batido funciona como un soldado protector que no permite que los radicales libres arruinen tu belleza natural.

LA GELATINA: MUCHO MÁS QUE UNA DELICIA GASTRONÓMICA

Dentro de todas las posibilidades alimenticias que encuentras en el mercado, existe una que ha formado parte de la infancia de casi todos nosotros: la gelatina o grenetina. Esta deliciosa fuente natural de proteína se obtiene a partir del colágeno. Desafortunadamente, a medida que las personas van creciendo, se descuidan y hasta olvidan aquellos hábitos y alimentos que muy sabiamente sus padres les daban, pensando única y exclusivamente en que crecieran sanos y fuertes.

Tradicionalmente se ha utilizado la gelatina para la preparación de postres y recetas divertidas para los más pequeños, pero la verdad es que este manjar es mucho más que eso; es un alimento con un alto valor nutritivo y una fuente de proteína pura por excelencia. Contiene entre un 85% y un 90% de proteína, de 1% a 2% de sales minerales y el resto es agua. Precisamente por no contener grasas ni azúcares y aportar pocas kilocalorías es ideal para incluirla en cualquier régimen alimenticio, y con mayor razón en planes cuya meta sea bajar de peso, cuidar la figura y conseguir unos abdominales de revista.

Gracias a su aporte concentrado de colágeno, la gelatina mejora el aspecto de tu piel, cabello y uñas en general. La piel está compuesta de colágeno y tu organismo tiene la capacidad de producirlo, pero desafortunadamente esta producción va disminuyendo con el paso de los años. Por ello es tan importante el consumo de gelatina para recobrar la elasticidad de la piel, combatir la flacidez, revitalizar tu cabello y fortalecer tus uñas para que crezcan sanas y resistentes. Y siguiendo con sus beneficios para la piel, la gelatina tiene una gran capacidad para renovar y construir nuevos tejidos, permitiendo la formación de una piel sana, lisa, sin arrugas y sin flacidez. Incluso muchas mujeres han experimentado una mejoría significativa en las zonas cutáneas donde se presentan estrías y celulitis.

Por otro lado, la gelatina puede ser una compañera solidaria en tu meta de ponerte en forma porque puede darte una mano en varios aspectos, como acelerar tu metabolismo y crear nuevas fibras musculares para que logres músculos tonificados y definidos. Todo esto es gracias a su riqueza en aminoácidos. Pero la anhelada meta de ponerte en forma solo se puede conseguir si tienes huesos y articulaciones sanas que te permitan realizar actividad física frecuente, y es allí donde la gelatina vuelve a cubrirte con su manto protector, porque posee grandes cualidades para este fin, como fortalecer tus huesos, devolverles la flexibilidad a tus articulaciones, tendones y ligamentos y aliviar el malestar, la rigidez y el dolor en estas partes del cuerpo por sus propiedades antiinflamatorias.

Después de todos estos beneficios, me imagino que ahora sí estás pensando incluir la gelatina en tu alimentación diaria, por eso un buen comienzo es beber este batido, y el batido para la merienda de la tarde que también contiene gelatina; son dos opciones fáciles y sencillas que puedes consumir con frecuencia y dos bebidas deliciosas y divertidas que puedes convertir en muchas más con tan solo alternar los sabores de la gelatina. Por supuesto, te recomiendo consumir la gelatina sin sabor o las versiones que no tienen azúcar.

Jugo depurativo para quitar las manchas de la piel con zanahoria, pepino y zumo de limón

Ingredientes:

2 zanahorias
2 pepinos
¼ de taza de espinacas crudas
El zumo de un limón
Hielo al gusto
Endulza con Stevia si deseas

Preparación:

Coloca todos los ingredientes en el extractor (excepto el zumo de limón y la Stevia), sirve, agrega el zumo de limón y la Stevia. Te recomiendo beber esta bebida depurativa tres veces por semana para que veas mejores resultados. Recuerda que para prevenir las manchas debes desintoxicar tu organismo, limpiar el hígado, beber este jugo y utilizar protector solar diariamente, no solo en la mañana sino que debes reaplicarlo cada tres horas.

Licuado para una piel radiante con tomate, apio y perejil

Ingredientes:

1 tomate grande
1 tallo de apio
1 ramo de perejil
El zumo de un limón
½ vaso de agua
Hielo al gusto

Preparación:

Licúa todos los ingredientes, cuela, sirve y bebe este licuado con la certeza de que le estás suministrando a tu piel un extracto puro de nutrientes para que esté sana y se vea rejuvenecida. Te recomiendo beberlo tres veces por semana para que empieces a apreciar en corto tiempo un cutis luminoso y una piel suave y tersa en todo tu cuerpo.

Para tener una piel hermosa y radiante lo más importante es una adecuada nutrición, como la que te brinda este compendio de bebidas naturales. Por eso debes darle prioridad a ellas y complementarlas con cremas y tratamientos que continúen el proceso de hidratación y humectación, para que siempre luzcas una piel joven y bella.

Jugo para nutrir y fortalecer tu cabello con manzana, jengibre y pimiento verde

Ingredientes:

2 manzanas
¼ de taza de fresas
1 ramo pequeño de cilantro
2 tallos de apio
2 hojas de acelgas
1 pimiento verde pequeño sin semillas
1 limón con cáscara
1 trozo pequeño de jengibre
Hielo al gusto
Endulza con Stevia si deseas

Preparación:

Pasa todos los ingredientes (excepto la Stevia) por el extractor, incluyendo el limón con la cáscara, agrega la Stevia, mezcla bien y sirve. Este jugo te ayudará a reactivar la circulación para que todos los nutrientes lleguen hasta los folículos pilosos, fortaleciendo tu cabello de adentro hacia afuera.

Licuado para embellecer tu cabello con lechuga, zanahoria y alfalfa

Ingredientes:

2 zanahorias
1 manzana
2 hojas de lechuga romana
¼ de taza de germinado de alfalfa
1 vaso de agua de 10 onzas
Hielo al gusto
Endulza con Stevia si deseas

Preparación:

En primer lugar, licúa las zanahorias en el vaso de agua, cuela y reserva la fibra de la zanahoria para preparar otras recetas como las que te presentaré mas adelante. Posteriormente, licúa los otros ingredientes (excepto la Stevia) en el agua de zanahoria. Cuando estén totalmente homogéneos, sirve sin colar, agrega la Stevia y disfruta este rico y nutritivo jugo.

En estas épocas en las que el estrés, la ansiedad y los malos hábitos alimenticios están a la orden del día, es muy factible presentar deficiencias nutricionales que ocasionan cabellos débiles, secos, quebradizos y sin vida. Una forma práctica de remediar esta carencia es bebiendo este jugo, que tiene nutrientes esenciales para revitalizar y darle brillo a tu cabellera. Sin embargo, es de vital importancia que visites a tu doctor para que te realice los chequeos médicos y hormonales pertinentes, que en muchas ocasiones son los causantes de varios desórdenes relacionados con el cabello.

Jugo puro y concentrado para darle un impulso a tu salud y realzar tu belleza

Ingredientes:

2 manzanas
½ taza de arándanos azules
1 naranja
1 limón amarillo con cáscara
1 betabel con tallo y hojas
½ bulbo pequeño de hinojo
1 trozo pequeño de jengibre
1 trozo pequeño de cúrcuma
Hielo al gusto
Endulza con Stevia si deseas

Preparación:

Pasa todos los ingredientes (excepto la Stevia) por el extractor, sirve, agrega la Stevia y deléitate con este concentrado de nutrientes magnífico para potenciar tu salud y resaltar tu belleza. Por su intenso poder antioxidante, este jugo debe ser parte de tu régimen alimenticio un día a la semana sin falta, preferiblemente en la mañana porque además tiene efecto energético.

RECETAS DELICIOSAS, NUTRITIVAS Y SALUDABLES UTILIZANDO LA FIBRA DE LOS JUGOS COMO INGREDIENTE PRINCIPAL

Anteriormente profundicé en la importancia de la fibra como parte de un plan alimenticio saludable para gozar de un óptimo funcionamiento digestivo y bajar de peso saludablemente. Es por esta razón que he recopilado diferentes recetas con la fibra resultante de los jugos como ingrediente principal para que obtengas todos sus beneficios, varíes tu menú y no desperdicies una parte tan importante de los alimentos naturales como es la fibra. A continuación te ofrezco algunas de ellas:

Sopa cremosa de zanahoria

La zanahoria, por sus generosas propiedades, versatilidad y delicioso sabor, es un alimento que utilizo muy frecuentemente en mi alimentación diaria y, como puedes darte cuenta, es un ingrediente muy común en mis jugos y licuados. Precisamente por ello, comparto contigo esta deliciosa receta que puedes preparar con la fibra de la zanahoria de estas bebidas. Para ello te recomiendo extraer el zumo de las zanahorias primero y reservar la fibra para esta preparación.

Ingredientes:

3 tazas de agua
2 zanahorias medianas, picadas
1 cebolla mediana
1 diente de ajo
1 taza de fibra de zanahoria
Sal rosa del Himalaya
1 ramo de cilantro, picado

Preparación:

Pon a hervir el agua con las zanahorias, la cebolla, el diente de ajo y la fibra de la zanahoria. Cuando los ingredientes estén cocinados, retíralos del fuego, vierte todo el contenido en la licuadora, procésalos hasta que todos los ingredientes estén homogéneos y ponlos a hervir de nuevo. En ese momento, agrega la sal del Himalaya, mezcla todo bien y por último añade el cilantro picado para servir.

Crema de betabel o remolacha

De pequeña no me gustaba el betabel, pero al conocer sus propiedades excepcionales comencé a incorporarlo a mi alimentación y ahora forma parte importante de mis jugos, ensaladas, sopas y demás preparaciones. Te invito a que lo conviertas en un ingrediente frecuente de tus recetas porque es un alimento muy versátil y con un gran poderío para estimular y potenciar tu rendimiento deportivo. Al igual que la zanahoria, cuando vayas a preparar un jugo que contenga este alimento, procesa primero el betabel para que puedas guardar la fibra y preparar esta deliciosa crema posteriormente.

Ingredientes:

3 tazas de agua
2 remolachas medianas, picadas
1 tomate mediano
1 cebolla mediana
1 diente de ajo
1 taza de fibra de betabel o remolacha
1 taza de leche baja en grasa o de soja
Sal rosa del Himalaya
1 ramo de cilantro picado

Preparación:

Pon a hervir el agua con las remolachas, el tomate, la cebolla, el diente de ajo y la fibra de betabel. Una vez que los ingredientes estén cocinados, retíralos del fuego, vierte todo el contenido en la licuadora, agrega la taza de leche, procésalos hasta que todos los ingredientes estén bien integrados y ponlos a hervir de nuevo. En ese momento, agrega la sal del Himalaya, revuelve bien y por último añade el cilantro picado para servir.

Aderezo para ensaladas con jengibre, zanahoria y semillas de sésamo

Además de los jugos y licuados, las ensaladas son una forma muy práctica y deliciosa de consumir alimentos crudos con nutrientes a flor de piel y ávidos de ser absorbidos y aprovechados por tu organismo. Sin embargo, esa maravillosa y saludable propiedad de las ensaladas para aportarte un ramillete de nutrientes con muy pocas kilocalorías, muchas veces se ve opacada por el mal hábito de bañarlas con aderezos tradicionales a base de ingredientes dañinos que desvirtúan las verdaderas bondades de este plato tan esencial en la alimentación de niños y adultos. Pero existen recetas de aderezos saludables que no solo le dan un toque delicioso a tus ensaladas, sino que también te aportan nutrientes valiosos. Este es el caso del siguiente aderezo de jengibre, zanahoria y semillas de sésamo que, además de ser exquisito, enriquecerá de nutrientes tu ensalada para que sea una comida aun más balanceada.

Ten en cuenta que en varios jugos utilizo en una misma preparación la zanahoria y el jengibre. En esos casos te sugiero que extraigas primero el zumo de estos dos alimentos y separes la fibra para que la utilices en la preparación de este apetitoso aderezo.

Ingredientes:

4 cucharadas de agua
½ taza de fibra de zanahoria
1 cucharada de fibra de jengibre o de jengibre
  rallado
1 zanahoria picada
2 cucharadas de vinagre de cidra o de manzana

4 cucharadas de aceite de oliva extra virgen
2 cucharadas de salsa de soja baja en sodio
El zumo de medio limón
1 cucharada de semillas de sésamo
Sal rosa del Himalaya
Pimienta negra al gusto

Preparación:

Vierte en la licuadora el agua, la fibra de la zanahoria, la fibra del jengibre y la zanahoria picada y procesa el tiempo que sea necesario hasta que se forme una crema homogénea. Mientras la licuadora sigue en marcha, agrega el vinagre, el aceite de oliva, la salsa de soja y el zumo de limón. Posteriormente, sirve la mezcla en un recipiente, añade las semillas de sésamo, la sal del Himalaya y por último la pimienta, mezcla bien y tu aderezo estará listo para servir. Su intenso color y sabor exótico le darán un toque especial y exquisito a tus ensaladas, para que el buen hábito de comer vegetales deje de ser un sacrificio, como lo es para muchas personas, entre ellos los niños.

Hamburguesas de vegetales, legumbres y cereales

Uno de los grandes aportes nutricionales de los vegetales verdes es su gran contenido de fibra soluble e insoluble, por eso desaprovecharla sería un pecado. Para que esto no suceda, te presento una sencilla receta de hamburguesas a base de la fibra de los vegetales verdes que has utilizado en los jugos (como el apio, el pepino, las espinacas, la lechuga, el perejil, el cilantro, las acelgas, el pimiento verde, los espárragos, etc.) combinada con germinados de legumbres y cereales para que disfrutes de una receta deliciosa, nutritiva, baja en grasa y alta en fibra.

Ingredientes:

½ taza de fibra de vegetales verdes
½ taza de lentejas germinadas
½ taza de quinoa blanca germinada
1 tallo de cebollín, picado
1 tomate mediano, picado
1 diente de ajo, picado
Sal rosa del Himalaya
1 taza de agua
1 huevo completo
2 cucharadas de harina de mandioca o de amaranto
   (si no tienes, puedes usar harina de maíz)
Pimienta negra al gusto
3 champiñones grandes o 4 hongos *shiitake*,
   picados finamente

Preparación:

Cocina la fibra de los vegetales, las lentejas germinadas, la quinoa germinada, el cebollín, el tomate, el ajo y la sal del Himalaya en la taza de agua. Cuando estén bien cocinados todos los ingredientes, pásalos a un recipiente, tritúralos hasta que se forme una pasta y resérvalos. En un tazón aparte, bate el huevo con la harina de tu elección y la pimienta, y luego añade los champiñones. Junta esta mezcla con la pasta de vegetales. Finalmente, integra todos los ingredientes, forma las hamburguesas y ponlas a asar a la parrilla o en el horno.

Si no puedes germinar las lentejas y la quinoa, puedes usarlas cocinadas. Debes realizar exactamente el mismo proceso pero disminuye el agua de cocción a media taza.

RESUMEN DE LA HUELLA QUE ANHELO DEJAR EN TU VIDA

Mi principal objetivo al escribir este libro es concientizarte de la importancia de cuidar tu cuerpo de adentro hacia afuera, y para ello lo más importante, y que está bajo tu control, es llevar a la práctica un régimen alimenticio natural y saludable como estilo de vida.

Como no es un camino fácil que se logra de la noche a la mañana y requiere varios cambios de tu parte para que se afiance en tu vida, quise compartir aquí el modelo que he seguido por años, llevándote de la mano paso a paso para que comiences este proceso en orden cronológico y te sea más sencillo comenzarlo, mantenerlo y llegar a la meta de vivir feliz con hábitos saludables como lo he logrado yo.

Así como el calentamiento antes de realizar ejercicio físico es sumamente importante para que tu práctica deportiva sea segura y efectiva, prepararte disciplinadamente con las recomendaciones que te sugerí realizar antes del plan de desintoxicación es trascendental e ineludible para que hagas una adecuada transición entre los hábitos anteriores y mi plan de desintoxicación.

Una vez estés decidido y te sientas preparado para emprender este nuevo camino, inicia el plan de desintoxicación y sigue mis instrucciones al pie de la letra para que completes el proceso de depuración de sustancias tóxicas con éxito. Al finalizar, tu cuerpo quedará purificado y presto para recibir y absorber los alimentos que debes incorporar a tu alimentación diaria, por supuesto dándoles prioridad a los que te recomendé de cada uno de los grupos alimenticios.

El complemento perfecto del plan alimenticio que debes continuar son los diferentes jugos que he puesto a tu disposición. Es una lista variada y muy completa que abarca jugos, licuados, bebidas refrescantes y batidos con distintas funciones y con propiedades específicas para aliviar molestias y prevenir diferentes problemas que te pueden aquejar en algún momento.

También quise incluir algunas preparaciones que muchos de ustedes conocen porque son comidas que he compartido en televisión y en mis redes sociales y por las cuales he recibido un gran número de peticiones para que las plasmara en un libro de recetas. Estas preparaciones reflejan mi forma de ver la alimentación y lo importante que es para mí la nutrición con buen sabor y usando ingredientes ricos en nutrientes para hacer recetas saludables y deliciosas al mejor estilo latino.

Pon en práctica todas mis recomendaciones anteriores, que no están basadas únicamente en mis conocimientos teóricos, sino que son la conjunción de estos con los hábitos y las costumbres que me acompañan día a día para que tú también puedas gozar de una excelente salud, vivir con energía, mantener un peso saludable sin pasar hambre, conservarte joven y puedas entrenar con intensidad y vigor para que consigas los abdominales perfectos y el cuerpo que siempre has querido tener.

No pongas más pretextos: ejercítate y cambia tu vida

La actividad física durante el plan de desintoxicación
Por medio de la transpiración, tu cuerpo se desintoxica de varias maneras: tus poros se expanden, facilitando la eliminación de los líquidos de desecho; tu respiración se acelera, promoviendo la expulsión de toxinas en forma gaseosa y quemas grasa, donde también se acumulan una gran cantidad de toxinas.

Ejemplos de ejercicio cardiovascular:
Caminar
Nadar
Remar
Trotar
Correr
Saltar cuerda
Subir escaleras
Montar en bicicleta
Usar la máquina elíptica
Hacer ejercicios aeróbicos
Participar en clases de baile intensas
Practicar algún deporte como el baloncesto, el tenis, el voleibol,
    el squash, etc.

Durante los tres días de la desintoxicación, te recomiendo realizar actividad física moderada, principalmente rutinas cardiovasculares, para que a través de la sudoración aceleres el proceso de depuración. Ten presente que como tu ingesta calórica durante estos días va a ser menor y el consumo de proteínas y carbohidratos será limitado, es muy factible que experimentes un poco de debilidad, fatiga o falta de resistencia. Así que, si no tienes suficiente energía para hacer ejercicio, te recomiendo descansar.

Al finalizar la desintoxicación, debes regresar gradualmente a tu rutina normal de ejercicios con entrenamientos de pesas, máquinas, circuitos, suspensión, entrenamiento de intervalos, etc., sin dejar de lado el ejercicio cardiovascular que debe seguir siendo parte integral de tus rutinas semanales. Pero también te recomiendo muy especialmente que practiques con regularidad la rutina de abdominales, oblicuos y cintura que diseñé especialmente para ti en este libro con el fin de que hagas un plan completo que te ayude a quemar la grasa localizada y a tonificar toda el área abdominal. Creé una estratégica combinación de ejercicios aeróbicos, de resistencia e isométricos para que por fin logres eliminar la flacidez del abdomen, aplanes tu vientre, recobres la firmeza de tu piel pegándola al músculo y recuperes así la apariencia que tenías en tus años de juventud o antes de tus embarazos.

RUTINA DE EJERCICIOS ABDOMINALES DE CLAUDIA MOLINA PARA APLANAR TU ABDOMEN Y DELINEAR TU CINTURA

Desde mi adolescencia me ha encantado practicar ejercicios cardiovasculares casi todos los días porque siento que me llenan de energía y vitalidad, y los he complementado con una alimentación natural y balanceada para mantener un peso sano a lo largo de los años y con un bajo porcentaje de grasa corporal. Sin embargo, para lograr un cuerpo firme, con buen tono muscular y un abdomen definido fue necesario que explorara diferentes disciplinas físicas, ampliara mis técnicas de entrenamiento y diversificara mis rutinas de ejercicio, que son precisamente las que utilicé para elaborar esta rutina minuciosamente articulada con el objetivo de ayudarte a ti a perder esas libras de más, a fortalecer tu zona abdominal y a darle un estímulo a tu salud cardíaca.

La grasa que acumulas en el área del vientre perjudica tu salud, da lugar a una apariencia física poco atractiva, afecta tu autoestima y hasta te impide realizar algunas actividades cotidianas. Para evitar o revertir estos efectos debes tener muy presente que una correcta nutrición y una vida activa funcionan como una fórmula matemática infalible, pues si ingieres menos kilocalorías de las que quemas, perderás peso y disminuirás tu porcentaje de grasa corporal. Es más sencillo de lo que pensabas, así que arriba ese ánimo y manos a la obra.

Diariamente recibo miles de correos con los mismos comentarios: "Claudia, hago dieta pero no bajo ni una libra" o "Claudia, llevo meses haciendo ejercicio pero mi estómago no baja". Y lo primero que pienso es: ¿A qué se referirá con la palabra "dieta"? O ¿cuáles serán los ejercicios que está practicando? Actualmente tienes acceso a tanta información que puede generarte "desinformación" si no la sabes aplicar correctamente, y es precisamente por eso que quise recopilar mis conocimientos de nutrición y entrenamiento físico en este libro para darte los mejores consejos de ambas disciplinas y ayudarte de manera eficaz a lograr el anhelado vientre plano.

Cuando disminuyes tu porcentaje de grasa corporal a los niveles sanos y fortaleces tus músculos abdominales, no solo mejoras tu apariencia física, sino que también beneficias a tu salud y calidad de vida porque es como si formaras un corsé interno que protege y estabiliza tu columna vertebral, las vértebras y los discos. Esto puede corregir tu postura, mejorar tu calidad de vida al permitirte realizar movimientos rutinarios sin dificultad, y en muchos casos puede reducir el dolor de espalda.

Este capítulo lo dedicaré a explicarte claramente cuáles son las técnicas de ejercicio más útiles actualmente y cómo las combiné para atacar el área abdominal estratégicamente por todos sus frentes y lograr resultados en corto tiempo.

Para lograr un abdomen plano debes practicar entrenamientos de intervalos cuyo objetivo principal es optimizar tus rutinas de ejercicio obteniendo excelentes resultados en menos tiempo. Consiste en la ejecución de ejercicios de alta intensidad combinados con ejercicios de mediana y baja intensidad; rutinas en las que tienen cabida ejercicios aeróbicos, de resistencia, abdominales tradicionales, funcionales, isométricos, de suspensión y de estabilización.

El entrenamiento de intervalos, al fluctuar entre intensidad elevada y suave, somete a tu cuerpo a una actividad que requiere altas cantidades de energía, quemando más kilocalorías en menos tiempo, acelerando tu metabolismo y activando su funcionamiento. Los entrenamientos con intervalos de alta intensidad te permiten seguir quemando grasa las horas posteriores a la práctica, aumentando la velocidad con la que tu cuerpo utiliza las kilocalorías como energía, y muy importante, hacen que pierdas peso manteniendo o aumentando tu masa muscular.

Al fomentar la creación de nuevas fibras musculares, aumenta también tu metabolismo basal, que es la cantidad de kilocalorías diarias que tu cuerpo necesita en reposo para llevar a cabo sus funciones básicas, como la circulación, la respiración y la reparación de los tejidos. Esto quiere decir que a mayor masa muscular, tu cuerpo va a necesitar más kilocalorías para alimentar estos tejidos.

Dicho de otra manera, el metabolismo basal son las kilocalorías que necesitas para vivir; a estas debes sumarles las kilocalorías que gastas en tus actividades diarias para que calcules así cuántas son las kilocalorías totales que tu organismo requiere diariamente para mantenerse. Pero si disminuyes tu ingesta calórica y practicas ejercicio físico con regularidad, bajarás de peso saludablemente y con efecto duradero.

Por esta razón elaboré esta magnífica rutina de intervalos conformada por las tres técnicas de ejercicio más indicadas y efectivas actualmente para que cumplas tu meta de mejorar tu silueta. A continuación te explico en qué consisten y cuáles son sus beneficios.

EJERCICIO AERÓBICO O CARDIOVASCULAR
PARA QUE QUEMES GRASA

El ejercicio aeróbico es el que aumenta tu ritmo cardíaco e incrementa la circulación sanguínea por todo el cuerpo, siendo un gran amigo de tu salud cardiopulmonar. El ejercicio cardiovascular reduce la grasa corporal porque la emplea como fuente principal de energía. En este aspecto es de gran ayuda para las personas con sobrepeso y obesidad que necesitan reducir sus porcentajes de grasa corporal a niveles sanos no solo por estética, sino también porque tienen un mayor riesgo de sufrir enfermedades metabólicas, como la diabetes, enfermedades del corazón, hipertensión y cáncer, entre otras. Pero no solo lo deben realizar las personas que necesitan y quieren bajar de peso, sino que debe ser una práctica frecuente en la vida de todos los seres humanos para activar el organismo en todas sus funciones, conservar la salud del corazón, mantener los porcentajes de grasa corporal en los niveles adecuados y preservar las capacidades motrices como la coordinación, el equilibrio, la flexibilidad y el ritmo.

Beneficios del ejercicio aeróbico o cardiovascular:

- Ayuda a bajar de peso de manera saludable
- Mejora la función cardiovascular al facilitar la circulación sanguínea y la oxigenación
- Disminuye los niveles de colesterol malo
- Reduce los niveles de estrés y ansiedad
- Incrementa la energía para realizar otras actividades
- Le da fuerza y resistencia al sistema inmunológico

En esta rutina los ejercicios cardiovasculares te ayudarán a quemar la grasa del abdomen, cintura y espalda porque son movimientos aeróbicos que involucran los brazos constantemente, por lo que ejercitas específicamente la zona media, ayudándote más eficientemente a quemar la grasa localizada en esas áreas.

EJERCICIOS DE RESISTENCIA PARA FORTALECER TU ABDOMEN

Ya está claro que los ejercicios aeróbicos o cardiovasculares son los que te ayudan a quemar la grasa, pero seguramente te estarás preguntando: "¿Para qué tengo que realizar entonces ejercicios abdominales?". Este tipo de ejercicios son el complemento perfecto del ejercicio aeróbico porque te ayudan a combatir la flacidez de los músculos y de la piel ocasionada ya sea por una vida sedentaria, por los embarazos, por pérdida de peso, por cambios hormonales o por la edad. De esta manera, al fortalecer la zona media no solo conseguirás una silueta delineada y firme, sino que también elevarás tu autoestima y te sentirás más seguro de ti mismo.

Beneficios de fortalecer los músculos abdominales:

- Mejoran la postura corporal.
- Protegen a los órganos internos, actuando como un escudo, y favorecen el correcto funcionamiento del aparato digestivo.
- Aumentan el tono muscular e incrementan el poder quemagrasa del cuerpo porque a mayor masa muscular, mayor será la cantidad de energía necesaria para mantenerla.
- Ayudan a mejorar la técnica o forma correcta de hacer los ejercicios porque hay un mayor control del cuerpo desde la zona media y de esta manera los entrenamientos son más efectivos y con menos riesgo de lesiones.
- Soportan con mayor eficiencia a los músculos lumbares, previniendo los dolores de espalda y las lesiones.

Existe una gran variedad de técnicas de ejercicio para fortalecer los músculos del abdomen y cada una te aporta beneficios maravillosos, pero yo te recomiendo que hagas una combinación de ellas para que obtengas mejores resultados en menos tiempo. A continuación te explico el tipo de ejercicios de tonificación que voy a utilizar en mi rutina de abdominales.

EJERCICIOS FUNCIONALES

Los ejercicios funcionales consisten en realizar movimientos en diversas direcciones (diagonales, horizontales, verticales, rotatorios y transversales) que se basan en la relación del cuerpo con el espacio (propiocepción), la fuerza, la coordinación, la agilidad, el equilibrio y la acción coordinada de varios grupos musculares, entre los que se destacan los músculos abdominales más profundos, que son los encargados de mantener la estabilidad. En otras palabras, el entrenamiento funcional integra todos los aspectos del movimiento humano.

Es un sistema de entrenamiento dinámico cada vez más popular y, aunque puede ser realizado con múltiples instrumentos (como bolas medicinales, entrenamiento de suspensión, *bosu*, pelota suiza, *kettlebell*, *kamagon ball*, etc.), utiliza como principal implemento el propio cuerpo humano. Una de sus principales características es que quema más kilocalorías que los ejercicios tradicionales porque involucra varios músculos al mismo tiempo, provocando que aumente la quema de grasa.

El objetivo principal del entrenamiento funcional es preparar el cuerpo para las actividades de la vida diaria; mejor dicho, quemar kilocalorías y mejorar la condición física simulando los movimientos que haces a diario, como subirte y bajarte del carro, levantar un objeto del suelo y empujar el coche de tu bebé, entre otros. Por todas estas virtudes, su gran efectividad y lo divertidos que son, no podían faltar en mi rutina de abdominales.

EJERCICIOS ISOMÉTRICOS

Los ejercicios isométricos consisten en someter el músculo a una tensión constante sin que haya movimiento de contracción ni relajación. A diferencia de los ejercicios tradicionales, no son dinámicos y no requieren movimiento. Su trabajo e intensidad consisten en la tensión muscular estable; es decir, se trata de que sostengas una posición por determinado tiempo sin realizar "repeticiones", sino solo tensión muscular.

Son ejercicios muy utilizados en la rehabilitación física, porque fortalecen el músculo sin forzar las articulaciones, pero también ofrecen múltiples beneficios para tu salud y estética en general. En mi caso personal los practico con frecuencia y he podido experimentar sus bondades, por eso los incluí en esta rutina y te los recomiendo con particular entusiasmo.

Beneficios de realizar ejercicios abdominales isométricos:
- Aumentan la fuerza abdominal.
- Son muy efectivos para definir el abdomen.
- Incrementan la resistencia muscular.
- Mejoran el equilibrio y el balance general del cuerpo.
- Fortalecen la masa ósea.
- Elevan la actividad metabólica generando un aumento en el consumo de kilocalorías, muy útil para ti si deseas reducir los niveles de grasa.

La respiración es un factor muy importante que debes tener en cuenta para que realices correctamente los ejercicios isométricos. Contener la respiración reduce el flujo de sangre hacia el corazón, lo que provoca una disminución en la cantidad y calidad de la sangre que fluye hacia el cerebro. Que no haya movimiento no quiere decir que tengas que aguantar la respiración; por el contrario, debe fluir con normalidad, inhalando por la nariz y exhalando por la boca.

A las personas diagnosticadas con presión arterial alta o hipertensión y problemas cardiovasculares, les aconsejo evitar los ejercicios de tipo isométrico debido a que pueden causar un aumento súbito y peligroso de la presión arterial. Así que si tienes alguno de estos padecimientos, no debes realizar los ejercicios isométricos de mi rutina de abdominales.

RECOMENDACIONES IMPORTANTES

Estas son las recomendaciones generales que debes tener muy en cuenta antes de comenzar a practicar esta rutina.

Haz ejercicios de calentamiento entre 10 y 20 minutos antes de practicar la rutina

Este es un factor primordial que nunca debes pasar por alto.

El calentamiento previo a la actividad física tiene varias funciones, como subir la temperatura interna del cuerpo preparándolo para ejercicios de mayor intensidad; incrementar la irrigación sanguínea a los músculos, proporcionándoles un mayor aporte de oxígeno; aumentar la velocidad de contracción muscular y mejorar la movilidad de las articulaciones, disminuyendo el riesgo de sufrir lesiones.

Para calentar te sugiero caminar, montar en bicicleta, realizar un trote suave, saltar a la cuerda, nadar, subir escaleras, utilizar la máquina elíptica o simplemente hacer esta rutina después de practicar tu actividad cardiovascular del día.

Frecuencia de la rutina

Te recomiendo realizar esta rutina tres veces por semana, por ejemplo los lunes, miércoles y viernes. El abdomen, como cualquier músculo, necesita descanso para que las fibras musculares se recuperen y regeneren, por lo tanto debe haber un día de descanso entre un entrenamiento y otro. Pero los otros días debes practicar ejercicios para tonificar otros músculos del cuerpo, como las piernas, los glúteos, las pantorrillas, los brazos, la espalda y el pecho. Ten en cuenta que si realizas ejercicios solamente tres veces por semana te ayudarán a mantenerte, pero si haces ejercicio entre cuatro y seis veces podrás ver progresos importantes en corto tiempo.

Hidratación

Durante la actividad física tu cuerpo pierde mucho líquido a través de la sudoración, ya que necesita mantener su temperatura en 37°C y lo consigue evaporando agua a través de la piel. Bebe como mínimo una botella de agua por cada media hora de entrenamiento.

Estiramiento

Los abdominales son músculos que desafortunadamente no estiramos con frecuencia, pero la verdad es que debes tratarlos como cualquier otro músculo del cuerpo. Estirar el abdomen después de realizar esta rutina acelera la recuperación de las fibras musculares para que reduzcas el dolor al día siguiente, además te mantendrá los músculos flexibles por más tiempo.

Los estiramientos estáticos que se sostienen por un determinado tiempo son muy útiles para relajar los músculos tensos y para recuperar los que están fatigados. Además, te ayudan a mejorar la elasticidad de la piel y la apariencia del abdomen en general.

RUTINA DE EJERCICIOS ABDOMINALES PARA APLANAR TU ABDOMEN Y DELINEAR TU CINTURA

Si tener un abdomen plano y tonificado ha sido un sueño para ti, llegó la hora de tomar acción; ya te he indicado cómo debes alimentarte y los ejercicios que debes realizar, ahora es tu turno de ponerte la camiseta de la disciplina, el esfuerzo y la perseverancia para que ese anhelado sueño que veías como inalcanzable se convierta por fin en una realidad.

Y precisamente pensando en facilitarte todo para que tengas éxito y no encuentres ninguna excusa, te ofrezco esta corta pero muy intensa rutina de abdominales para que la falta de tiempo no sea un obstáculo que te impida cumplir con los días recomendados, ya que solo te tomará 10 minutos. Sí, así de fácil y sin necesidad de salir de casa.

La vida es solo una y debemos vivirla a plenitud sin excesos. Encontrar el balance perfecto entre todos los aspectos de la vida es la clave para disfrutar de completa armonía, salud y vitalidad. Si el ejercicio no forma parte de esos aspectos importantes de tu vida, te invito a que reflexiones y empieces a hacer cambios graduales en tus hábitos diarios, iniciando con esta rutina que puedes hacer en tu propio hogar.

Licuado para beber antes de la rutina de abdominales y mejorar tu rendimiento físico

Este jugo te ayudará a tener un mejor desempeño físico por su impacto energético y te facilitará la pérdida de peso por su efecto termogénico, que provoca una aceleración del metabolismo quemando la grasa que tienes acumulada con mayor rapidez. Te recomiendo beberlo 30 minutos antes de comenzar esta rutina de entrenamiento o cualquier práctica deportiva intensa en la que pretendas quemar un gran número de kilocalorías.

Ingredientes:

1 naranja
1 betabel con tallo y hojas
1 hoja de col rizada grande (*kale*)
½ pepino
1 trozo de cúrcuma pequeño
½ vaso de agua
1 cucharadita de Spirulina en polvo
1 cucharada de semillas de chía remojadas previamente
Endulza con Stevia si deseas
Hielo al gusto

Preparación:

Licúa todos los ingredientes (excepto la Spirulina, la Stevia y las semillas de chía), sirve después de colar, agrega la Spirulina, la Stevia y las semillas de chía y esta potente bebida ya estará lista para subirte el ánimo y llenarte de vigor.

¡LLEGÓ LA HORA DE SUDAR!: SERIE DE EJERCICIOS EN ORDEN CRONOLÓGICO

Haz ejercicios de calentamiento entre 10 y 20 minutos o realiza esta rutina después de tu ejercicio cardiovascular.

EJERCICIO 1: ABDOMINAL DE PIE, ELEVACIÓN ALTERNADA DE RODILLA

La posición inicial es de pie con los brazos estirados hacia arriba sosteniendo una botella de agua en cada mano. El movimiento consiste en que bajes los brazos mientras te inclinas levemente hacia adelante, contrayendo el abdomen con fuerza al mismo tiempo que subes la rodilla derecha a la altura del pecho. Regresa a la posición inicial y repite con la pierna izquierda.

Los principiantes deben realizar este ejercicio sin las botellas de agua.

Respiración: Inhala en la posición inicial y exhala cada vez que bajes los brazos y subas las rodillas.

Tiempo: Realiza este ejercicio durante 1 minuto, alternando las piernas.

EJERCICIO 2: ABDOMINAL DE PIE, INCLINACIÓN LATERAL ALTERNADA

La posición inicial es de pie con las piernas separadas al ancho de los hombros, levemente flexionadas, y la espalda recta sosteniendo una botella de agua en cada mano. El movimiento consiste en inclinarte hacia el lado derecho mientras estiras el brazo izquierdo por encima de la cabeza. Regresa a la posición inicial y repite el mismo movimiento hacia el lado izquierdo estirando el brazo derecho por encima de la cabeza. Es sumamente importante que mantengas el abdomen contraído para proteger la columna vertebral y realizar correctamente el ejercicio.

Los principiantes deben realizar este ejercicio sin las botellas de agua.

Respiración: Inhala en la posición inicial y exhala cada vez que estires uno de los brazos.

Tiempo: Realiza este ejercicio durante 1 minuto, alternando los brazos.

EJERCICIO 3: ABDOMINAL DE PIE, ARCO ALREDEDOR DEL MUNDO

La posición inicial es de pie con los brazos extendidos hacia arriba sosteniendo una botella de agua con las dos manos. El movimiento consiste en flexionar las piernas, haciendo una sentadilla mientras te inclinas hacia el lado derecho y la botella de agua toca la parte externa de la rodilla derecha. Regresa a la posición inicial y repite el mismo movimiento hacia el lado izquierdo.

Los principiantes deben realizar este ejercicio sin la botella de agua.

Respiración: Inhala desde la posición inicial hasta que toques la rodilla y exhala cada vez que subas a la posición inicial.

Tiempo: Realiza este ejercicio durante 1 minuto, alternando los lados.

EJERCICIO 4: ABDOMINAL AERÓBICO, PATADA HACIA EL FRENTE

La posición inicial consiste en empezar de pie, y luego dar un paso hacia atrás con la pierna derecha estirada dejando flexionada la rodilla izquierda y manteniendo los brazos estirados hacia arriba. Cuando ya te encuentres en esta posición, el movimiento consiste en inclinar el torso suavemente hacia adelante mientras llevas los brazos y la pierna derecha estirada hacia el frente, mantén la rodilla izquierda flexionada todo el tiempo y sin moverse. Regresa a la posición inicial y repite el movimiento con la misma pierna durante 30 segundos a un ritmo fluido para estimular el ritmo cardíaco. Haz el mismo movimiento con la pierna contraria.

Los principiantes deben hacer este ejercicio apoyándose en una silla para mantener el balance.

Respiración: Inhala en la posición inicial y exhala al desplazar la pierna y los brazos hacia el frente.

Tiempo: Realiza este ejercicio durante 1 minuto, dividiéndolo en 30 segundos seguidos con cada pierna.

EJERCICIO 5: ABDOMINAL PARA TONIFICAR, PÉNDULO HASTA FORMAR LA POSICIÓN *V*

La posición inicial es acostado boca arriba con las piernas flexionadas sobre el pecho, las manos apoyadas sobre las rodillas y la cabeza y los hombros levantados ligeramente del suelo. El movimiento consiste en balancear tu cuerpo hacia atrás para impulsarte suavemente hacia adelante hasta sentarte con los brazos y las piernas completamente estirados formando una *V*. Regresa a la posición inicial y repite. Debe ser un movimiento fluido y controlado tanto al bajar como al subir, por eso es fundamental que mantengas el estómago contraído.

Los principiantes deben realizar este ejercicio con las piernas flexionadas y apoyadas en el suelo, en vez de sostenerlas estiradas en el aire.

Respiración: Inhala en la posición inicial y exhala al estirar los brazos y las piernas.

Tiempo: Realiza este ejercicio durante 45 segundos.

EJERCICIO 6: ABDOMINAL ISOMÉTRICO, POSICIÓN *V* ISOMÉTRICA

Sentado con los brazos y las piernas extendidas formando una *V*, sostén la posición con la mirada hacia el frente, el mentón levantado y el abdomen contraído para mantener segura y protegida la espina dorsal.

Los principiantes deben mantener esta posición con las piernas flexionadas y apoyadas en el suelo, en vez de sostenerlas estiradas en el aire.

Respiración: Inhala constantemente por la nariz y exhala por la boca. No debes aguantar la respiración ni mantener los labios cerrados ni apretados.

Tiempo: Sostén esta posición durante 30 segundos.

EJERCICIO 7: ABDOMINAL AERÓBICO, ALPINISTA

Inicia boca abajo en posición de plancha con las manos y los pies apoyados en el suelo y el cuerpo completamente recto. El movimiento consiste en flexionar la pierna derecha y llevarla hacia el pecho, regresar a la posición inicial y hacer el mismo movimiento con la pierna izquierda. Debes realizar este ejercicio a un ritmo aeróbico manteniendo un movimiento fluido y constante para que aceleres nuevamente el ritmo cardíaco y estimules la quema de grasa.

Los principiantes deben realizar este ejercicio apoyados en los antebrazos en vez de las manos.

Respiración: Inhala en la posición inicial y exhala cada vez que lleves las rodillas al pecho.

Tiempo: Realiza este ejercicio durante 1 minuto, alternando las piernas.

EJERCICIO 8: ABDOMINAL PARA TONIFICAR, PLANCHA TOCANDO LAS RODILLAS

La posición inicial es boca abajo en plancha con las manos y los pies apoyados en el suelo y el cuerpo completamente recto. El movimiento consiste en levantar la cadera lo más alto que puedas y tocar por dentro de tu cuerpo la rodilla izquierda con la mano derecha. Regresa a la posición inicial y repite el mismo movimiento, tocando la rodilla derecha con la mano izquierda.

Los principiantes deben realizar este ejercicio apoyados en los antebrazos en vez de las manos.

Respiración: Inhala en la posición inicial y exhala al tocar cada rodilla.

Tiempo: Realiza este ejercicio durante 45 segundos, alternando las piernas.

EJERCICIO 9: ABDOMINAL ISOMÉTRICO, PLANCHA SOSTENIDA

En posición de plancha apoyado sobre los antebrazos y los pies, sostén la posición con los codos alineados con los hombros y la espalda en línea recta. Debes mantener el abdomen contraído y en ningún momento debes perder la postura ni dejar bajar la cadera.

Los principiantes deben realizar este ejercicio apoyando el cuerpo sobre los antebrazos y las rodillas en vez de los pies.

Respiración: Inhala constantemente por la nariz y exhala por la boca. No debes aguantar la respiración ni mantener los labios cerrados ni apretados.

Tiempo: Mantén esta posición durante 30 segundos.

EJERCICIO 10: ABDOMINAL AERÓBICO, CONTRACCIÓN DE OBLICUOS

La posición inicial es de pie con los brazos hacia arriba en forma de *V* y las piernas abiertas más amplias que el ancho de los hombros. El movimiento consiste en que bajes los brazos mientras subes la rodilla derecha hasta el pecho, dirigiéndola hacia el centro de tu cuerpo. Regresa a la posición inicial y repite el mismo movimiento con la rodilla izquierda.

Los principiantes deben realizar este ejercicio entrelazando las manos detrás de la cabeza y con las piernas abiertas más amplias que el ancho de los hombros. Deben tratar de tocar el codo derecho con la rodilla izquierda y viceversa.

Respiración: Inhala en la posición inicial y exhala al subir cada rodilla.

Tiempo: Realiza este ejercicio durante 1 minuto, alternando las piernas.

EJERCICIO 11: ABDOMINAL PARA TONIFICAR, GIRO DE BAILARINA DE BALLET

La posición inicial es sentado sobre una colchoneta y con las piernas extendidas. Reclina el torso hacia atrás hasta formar un ángulo de 45° con las caderas y extiende los dos brazos hacia arriba como una bailarina de ballet, manteniendo el abdomen contraído. El movimiento consiste en que inclines suavemente el torso hacia la derecha hasta que apoyes el antebrazo derecho en el suelo y estires el brazo izquierdo sobre la cabeza. Debes sostener esta posición durante tres segundos. Luego regresas a la posición inicial sin dejar de contraer el estómago para proteger la columna vertebral. Repite el mismo movimiento hacia el lado izquierdo.

Los principiantes deben realizar este ejercicio sentados con las piernas cruzadas en posición de Buda, la espalda recta y los brazos estirados hacia arriba. Deben inclinar el torso hacia el lado derecho extendiendo el brazo izquierdo por encima de la cabeza y apoyando la mano derecha en el suelo, regresar a la posición inicial y hacerlo hacia el lado contrario.

Respiración: Inhala en la posición inicial y exhala al estirar el brazo a cada lado.

Tiempo: Realiza este ejercicio durante 45 segundos, alternando los lados.

EJERCICIO 12: ABDOMINAL, ISOMÉTRICO LATERAL

Este ejercicio consiste en arrodillarte sobre tu pierna derecha, con la pierna izquierda extendida completamente hacia el lado, manteniendo los dos brazos estirados hacia el lado derecho y sosteniendo una botella de agua. Permanece 15 segundos en esta posición con el estómago contraído para proteger la columna vertebral y luego realiza la misma posición hacia el lado izquierdo.

Los principiantes deben acostarse sobre el lado derecho apoyándose sobre el antebrazo de ese mismo lado con la pierna derecha flexionada y la izquierda completamente estirada y apoyada sobre el suelo. Deben subir la cadera para que el cuerpo quede en línea recta mientras estiran el brazo izquierdo por encima de la cabeza. Permanece en esta posición con el estómago contraído para proteger la columna vertebral.

Respiración: Inhala constantemente por la nariz y exhala por la boca. No debes aguantar la respiración ni mantener los labios cerrados ni apretados.

Tiempo: Sostén esta posición durante 30 segundos en total, divididos en 15 segundos a cada lado sin rebotar.

ESTIRAMIENTO DE COBRA

Acostado boca abajo en una colchoneta, coloca las palmas de las manos en el suelo al nivel de los hombros, los codos flexionados y las piernas totalmente estiradas.

Mientras inhalas, levanta lentamente la cabeza y luego suavemente el tronco utilizando solo la fuerza de la espalda, sin empujar con las manos, y manteniendo la mirada al frente. Cuando llegues a tu máximo rango, haz una presión suave con las manos para ayudarte a levantar un poco más, mientras exhalas lentamente. Sostén esta posición sin levantar la parte inferior del cuerpo y sin elevar los pies. Desciende muy lentamente para regresar a la posición inicial.

Mantén la posición 10 segundos, relájate y repítelo dos veces más.

Batido reparador y reestructurante para que bebas después de mi rutina de abdominales

Para que tu cuerpo progrese, necesita reponer los nutrientes perdidos durante el ejercicio físico, y esa es precisamente la función de este batido: no solo abastecer tu organismo de agua y carbohidratos complejos, sino también proporcionarle una fuente de proteínas de buena calidad que favorezcan la reconstrucción de las fibras musculares que se rompieron durante el entrenamiento, y la formación de nuevas fibras para que el músculo renazca y se vea más tonificado y liso. Ten en cuenta que si realizas esta rutina finalizando la tarde o en la noche, no debes añadirle la avena ni la fruta, sino prepararlo solamente con la leche, el polvo de proteína y la canela.

Ingredientes:

½ taza de fresas
½ taza de arándanos azules
3 cucharadas de avena en hojuelas
1 porción de proteína de suero de leche en polvo
1 vaso de leche (de vaca baja en grasa, de almendras, de soja, de arroz o de lino como *Flaxmilk*)
Canela en polvo
Hielo al gusto
Endulza con Stevia si deseas

Preparación:

Licúa todos los ingredientes, sirve sin colar y este batido ya estará listo para reponerte todos los nutrientes que tu cuerpo necesita.

NOTA DE LA AUTORA

Escribir este libro ha sido una experiencia muy gratificante para mí porque sé que te estoy dando una información muy valiosa que puede ayudarlos a ti y a tu familia a disfrutar de la vida con un enfoque natural y basado primordialmente en el cuidado de tu salud. Míralo de esta manera: un reloj necesita que todas sus piezas funcionen eficientemente para poder dar la hora correcta y precisa; apliqué ese mismo principio en este libro porque te estoy dando todos los puntos que necesitas conocer para que tu organismo funcione en armonía y tengas una óptima salud a lo largo de toda tu vida.

Si ya tomaste la decisión de leer mi libro, quiere decir que tienes interés en cambiar aspectos de tu vida y conocer más a fondo en qué consiste una alimentación saludable y una apropiada rutina de ejercicios. Este debes considerarlo un excelente punto de partida que debes aprovechar para mirar el futuro con determinación y visualizar el modelo de vida que quieres llevar y que quieres enseñarle a tus hijos. Podrás encontrar muchos motivos y excusas para alejarte de tu meta, como una baja autoestima, problemas sentimentales, ansiedad, depresión o simplemente falta de tiempo, pero si antepones tu amor propio y tus deseos de superación, le ganarás la batalla a todos los factores y vientos que encuentres en contra.

Estoy segura de que lo puedes lograr si organizas tu agenda, dedicas parte del día a practicar mi rutina de abdominales o alguna actividad física y aprendes a valorar todos los beneficios que un estilo de vida natural y balanceado puede aportarle a tu bienestar y felicidad en el presente y en el futuro.

Una alimentación natural, saludable y balanceada complementada por ejercicio físico beneficia a todas las personas, pero mi mejor recomendación es que consultes primero con tu médico para que él determine, de acuerdo a tu estado de salud, si debes o no seguir todas mis indicaciones.

UNA NOTA DE ALIENTO

Como hermano de Claudia, escribo esta nota cargado de recuerdos y de anécdotas de nuestra infancia y adolescencia. Pertenecemos a una familia tradicional colombiana, y nuestros padres siempre nos enseñaron la importancia de darle prioridad en nuestras vidas al estudio y el deporte.

Aunque cada uno estudió carreras diferentes, ambas tienen mucha conexión porque tienen como objetivo principal el cuidado de la salud. Desde mi perspectiva como médico, conocedor de la complejidad del cuerpo humano, siempre he visto a Claudia aferrada a su disciplina y a sus convicciones, no por devociones vanidosas, sino por el respeto a su cuerpo y su férrea fuerza de voluntad y determinación para cuidar de este, conservándolo sano y fuerte a través del tiempo.

A lo largo de mi profesión he enfocado todos mis esfuerzos en sanar cuerpos desgastados y vulnerados de personas que no cuidan su salud, y he tenido que practicarles tratamientos invasivos y cirugías para salvarles la vida. Con el tiempo he descubierto que mi hermana, con cuidados sencillos, disfrutando las riquezas de la naturaleza y amando el deporte, ha encontrado la combinación perfecta y la más sencilla para evitar que la mayoría de estos pacientes continúen llegando a mi consulta.

Mientras yo dedico una mañana entera a salvar una vida, ella ayuda a miles de personas y les transmite esperanza, inspiración y les da el impulso que necesitan para cumplir sus metas.

Te felicito, hermana, por tu gran labor, por tus magníficos resultados, porque lograste combinar todos los aspectos de tu vida y valorar lo más sagrado que nuestro padre nos dio: la vida y el compromiso para llevar una vida saludable.

Animo a todos los lectores para que conviertan su día uno de lectura en su día uno de cambio y de transformación hacia un futuro saludable y feliz.

Espero que durante el transcurso de los años, los hijos, nietos y biznietos de los lectores den fe de los resultados que ha traído a sus vidas la esencia que mi hermana, nuestra Claudia, nos quiso regalar.

Te quiere,
Mauricio Molina
Tu hermano

AGRADECIMIENTOS

A Dios, por darme la oportunidad de vivir esta inolvidable experiencia y guiarme por este fascinante camino que ha trazado para mí.

A la memoria de mi padre (QEPD).

A mi mejor regalo, mi bella familia. Este sueño no hubiera sido posible sin el apoyo incondicional de mi madre Liliana, sin el soporte de mi hermano Mauricio y sin las tiernas palabras de aliento de mi sobrina Luna, que me han motivado a realizar este lindo proyecto y han llenado mi vida de amor y cariño.

También quiero dar las gracias:

A mis maestros por sus valiosas enseñanzas que me han permitido trabajar en una profesión que me apasiona y por medio de la cual puedo prestar un servicio a la comunidad.

Al equipo de profesionales de la cadena Univision que han forjado en gran parte mi carrera profesional en los medios de comunicación, dándome la oportunidad de desempeñarme en diferentes ámbitos; y al grupo de trabajo de Univision Enterprises por cumplirme el sueño anhelado de escribir mi primer libro.

Al grupo editorial de Atria Books, sello de Simon & Schuster, Inc., por ser mi guía y llevarme de la mano dándome todas las directrices en el proceso de escribir mi primer libro.

A todas las personas que de una u otra manera creyeron en mí y me acompañaron en la realización de este hermoso proyecto.

Y gracias a ti mi querido lector, por invertir tu valioso tiempo en leer mi libro para conocer en profundidad mi estilo de vida, y toda mi gratitud por confiar en mis consejos para dar inicio o adentrarte en el apasionante mundo del cuidado de la salud con fundamentos naturales, porque recuerda: "El secreto de tu salud y de tu belleza está en la naturaleza".

Te invito a que continuemos una comunicación directa a través de www.ClaudiaMolina.com y de mis redes sociales, en las que respondo a tus preguntas con frecuencia y en las que constantemente publico nuevos jugos, recetas exquisitas y saludables y diferentes rutinas de ejercicio para que las diversifiques y te mantengas motivado:

Facebook.com/ClaudiaMolinaFitness
Instagram.com/ClaudiaMolinaFitness
Snapchat.com/ClaudiaMolina1
Twitter.com/MolinaClaudia
YouTube.com/ClaudiaMolinaFitness